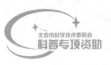

北京市科委科普专项资助

国家癌症中心肿瘤专家答疑丛书

肺癌

看了就明白

董碧莎◎丛书主编

王子平◎主编

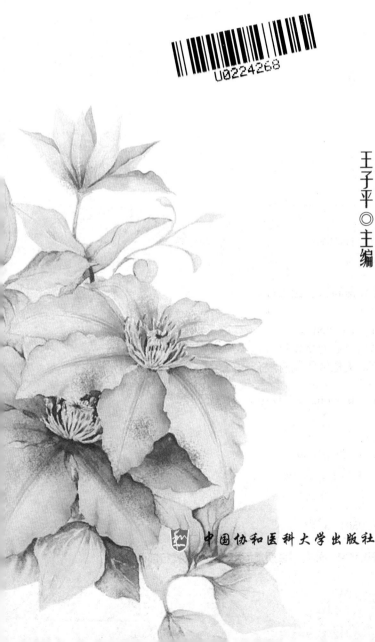

中国协和医科大学出版社

图书在版编目（CIP）数据

肺癌看了就明白 / 王子平主编. —北京：中国协和医科大学出版社，2015. 12

（国家癌症中心肿瘤专家答疑丛书）

ISBN 978-7-5679-0501-6

Ⅰ. ①肺⋯　Ⅱ. ①王⋯　Ⅲ. ①肺癌—诊疗—问题解答　Ⅳ. ① R734. 2-44

中国版本图书馆 CIP 数据核字 (2015) 第 322439 号

国家癌症中心肿瘤专家答疑丛书

肺癌看了就明白

主　　编：王子平
责任编辑：吴桂梅　孙阳鹏
绘　　图：宋若琴

出版发行：中国协和医科大学出版社
　　　　　（北京市东城区东单三条 9 号　邮编 100730　电话 010-65260431）
网　　址：www. pumcp. com
经　　销：新华书店总店北京发行所
印　　刷：涿州市汇美亿浓印刷有限公司

开　　本：710mm×1000mm　　1/16
印　　张：7.75
字　　数：100 千字
版　　次：2015 年 12 月第 1 版
印　　次：2022 年 4 月第 2 次印刷
定　　价：38. 00 元

ISBN 978-7-5679-0501-6

国家癌症中心肿瘤专家答疑丛书

肺癌看了就明白

主　　编：王子平

副 主 编：吴　宁　赵　俊　惠州光

编　　者（按姓氏笔画排序）：

王　力	王　铸	王　燕	王子平	王珊珊
王海燕	王憨杰	车轶群	丛明华	叶霈智
田爱平	乔友林	刘　炬	刘　敏	刘　鹏
刘跃平	吕　宁	孙　莉	朱　宇	毕新刚
许潇天	闫　东	齐　军	吴　宁	吴秀红
吴宗勇	吴晓明	张　翰	张海增	张燕文
李　宁	李　槐	李树婷	李峻岭	李彩云
李喜莹	杨宏丽	周冬燕	易俊林	林冬梅
郑　蓉	姚利琴	姚雪松	宣立学	赵　俊
赵方辉	赵东兵	赵京文	赵国华	赵维齐
赵燕风	唐　威	徐　波	徐志坚	耿敬芝
袁正光	高　佳	黄　遥	黄初林	黄晓东
彭　涛	惠州光	董莹莹	董雅倩	蒋顺玲
韩彬彬	魏葆珺			

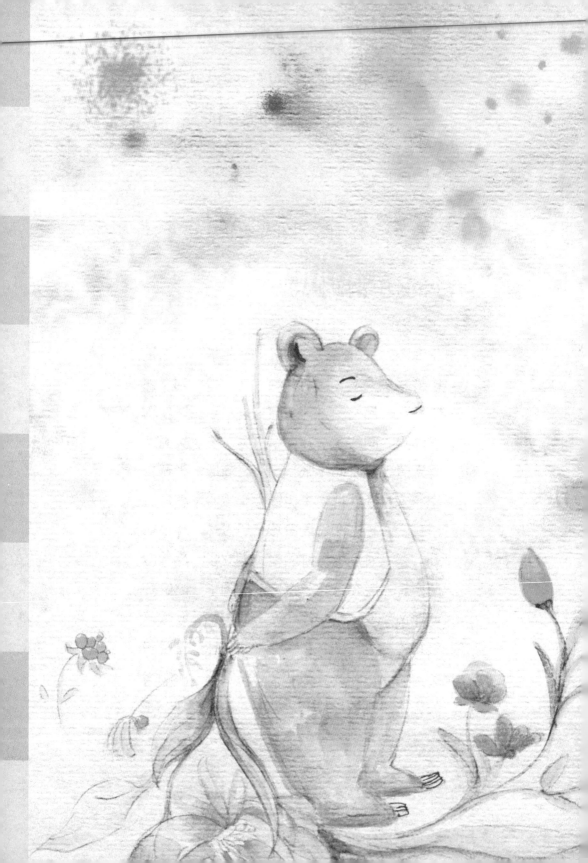

前　言

从全球发达国家癌症的发病规律中，我们看到癌症的发病率在一定阶段随经济的快速发展而呈增长趋势。在社会、人们给予普遍重视并采取相应措施之后，发病状况将逐渐趋缓。人类在攻克癌症的科学探索中取得的每一点进步，都将对降低癌症的发病率、提高癌症的治愈率起到不可低估的作用。我国目前正处在癌症的高发阶段，我们常常听到、看到以及周围的同事、亲友都有癌症发生，癌症离我们越来越近，癌症就在我们身边。癌症究竟是怎么回事，怎样才能减少患癌症的风险，得了癌症怎么办……，这些都是癌症患者、家属乃至大众问得最多的问题。为了帮助大家解除疑惑，了解更多相关知识，在癌症的治疗、康复和预防上给予专业性的指导，我们编写了这套丛书，希望能够协助患者、家属正确面对癌症，以科学的态度勇敢地与医务工作者共同战胜疾病。

《国家癌症中心肿瘤专家答疑丛书》（以下简称《丛书》）包括肺癌、胃癌、结直肠癌、肝癌乳腺癌等 5 种常见癌症，分为 5 个分册，方便读者选用。《丛书》以癌症的诊断、治疗、预防和康复为主线，介绍了癌症的临床表现、诊断、治疗方法、复查、预防与查体、心理调节以及认识癌症、病因的探究等相关内容。书中内容均为当前在癌症预防、诊断、治疗、科研中的最新成果。书中的观点、方法均以科学研究与临床实践为依据，严谨准确，坚决杜绝用伪科学引导、误导读者，帮助患者适时的选择治疗方法正确就医、康复。《丛书》中应读者需要还纳入了有关营养饮食、心理调节内容，在癌症的治疗康复中扩大了医疗之外的视野，提示患者和家属应更加关注合理的饮食和心理调节的重要性。为了更加贴近患者和家属，《丛书》采取了问答形式，读者找到问题便可以得到答案，方便读者使用。

《丛书》各册的主编都是长期工作在临床一线的医生，参加《丛书》撰写的作者都是活跃在本专业领域的中青年专家、业务骨干。部分资深专家也加入到编者行列，为了帮助癌症患者，普及科学知识，大家聚集在一起，在繁忙的临床科研教学工作中挤出时间撰写书稿。每本分册在编写前都向患者征集问题或将初稿送患者阅读修改。每本分册都是专家与读者的真诚对话，真心交流，字里行间流露出专家对读者的一片热忱、一份爱心。《丛书》的编写覆盖了肿瘤内科、外科、麻醉、诊断、放疗、病理、检验、药理、营养、护理、肿瘤病因、免疫、流行病学等肿瘤临床、肿瘤基础领域的专业知识，参编专家 100 余人。有些专家特为本书撰写的稿件已经可以自成一册，因为篇幅所限，只摘取了其中少部分内容。大家都有一个共同的心愿：为读者提供最好的读物。《丛书》是参与编辑人员集体的奉献。在书稿的编写出版过程中还有很多令人感动的故事，点点滴滴都体现了专家们从事医学科学的职业追求和职业品格，令人敬佩，值得学习。在此，对参加《丛书》撰写的专家、学者及所有人员表示衷心的感谢！策划编辑张平同志在《丛书》的组稿、修改、协调、联络全过程中发挥了中心作用，做出了重要贡献，在此对她表示感谢！

最后，希望《丛书》能够给予读者更多的帮助。患者在这里可以找到攻克癌症的同盟军，我们将共同努力，为战胜疾病、恢复健康而奋斗。作为科普读物，本书还有诸多不足，请广大读者给予指正。

董碧莎

2015 年 10 月 1 日于北京

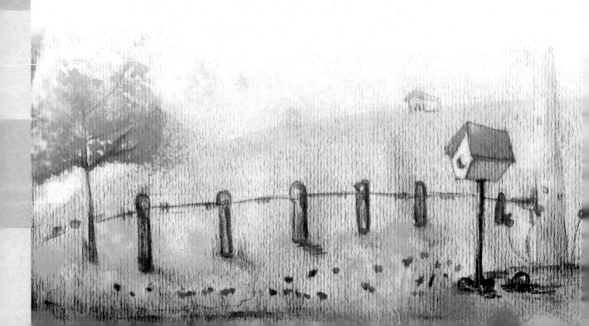

目 录

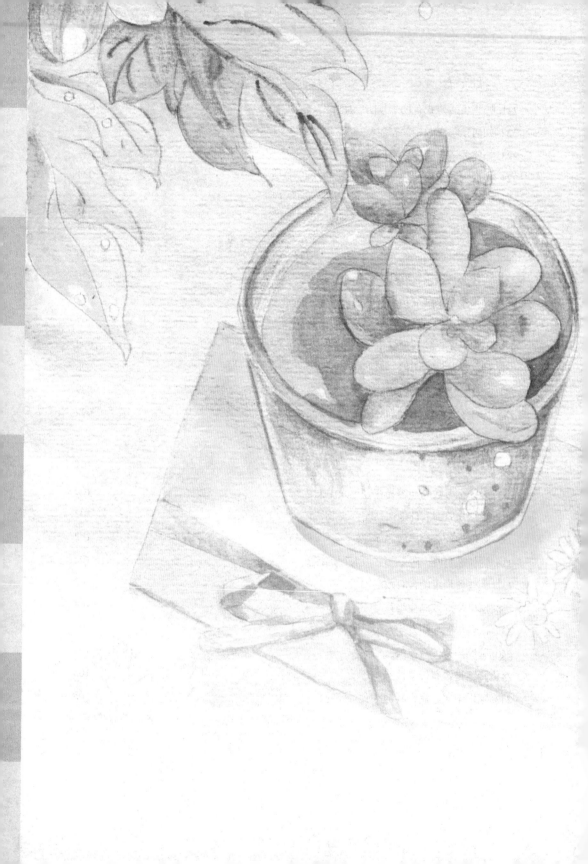

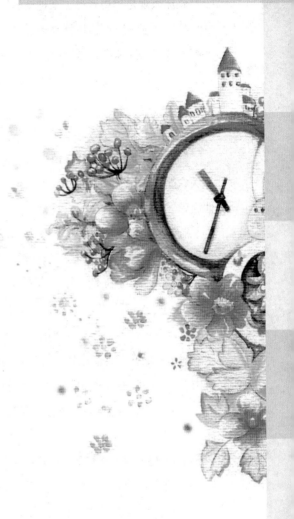

1. 什么是临床表现？

临床表现是指患者得了某种疾病后身体发生的一系列异常变化。临床表现包括症状和体征。所谓症状就是指患者主观感觉身体不适或异常，如头痛、乏力、吞咽困难等；而体征则是指由医生通过视诊、触诊、听诊查到的客观异常表现，如听诊时听到的心脏杂音，触诊时触到的肝、脾肿大，或摸到肿块等。

2. 肺癌患者有哪些常见症状、体征？

肺癌的症状多种多样，但没有一种症状是肺癌所特有的，其他的急、慢性肺部疾病都可以有相似的表现；大约还有1/3的肺癌没有症状，是在常规体检或因其他疾患检查时被发现的。

肺癌的症状、体征大体上可以有以下四类：

（1）肺部相关的症状：包括慢性咳嗽、痰中带血或咯血、呼吸困难、反复发作的支气管炎或肺炎、胸痛、声音嘶哑等。

（2）肺癌引起的代谢及免疫功能紊乱：如手指和脚趾末端肥大，像鼓槌的头一样，发生在手指称为杵状指，发生在脚趾就叫杵状趾。有些患者由于出现某些激素水平的升高，而出现莫名其妙的低血钠、高血糖等；少数患者还可以出现肌肉无力、四肢不听使唤的症状，行走时尤其明显。

（3）肺癌转移引起的相关症状：如骨转移引起的疼痛，脑转移出现的头痛、头晕等。

（4）与肿瘤进展相关的症状：如明显消瘦、乏力、轻到中度的发热等。

3. 患者的临床表现与书上所描述的不一样，是不是医生误诊了？

经常有患者或家属问及他们的症状与书本上写的不太一样，或没有症状，因此认为医生给他们诊断为肺癌是误诊了，拿着书与医生做的诊断比较，挑毛病。

首先，让我们看一下书里写的是什么，书里写的是对这种疾病的诊断、治疗、预后的知识，是作者写书时对疾病的认识。书中描述的是大多数患者的症状和体征，不可能包括所有患者的所有表现。临床上有些人表现为这样，而其他患者表现为那样，每个患者表现都有所不同，众多的症状又不可能在一个患者身上全都表现出来，这就是疾病的复杂性。

另外，随着诊断技术的发展，在常规体检中就可以诊断出肺癌。这时患者根本就没有症状，这就是早期发现、早期诊断的优势。这些早期诊断的肺癌患者因此而获得更多的治疗机会，生存时间会更长。

所以，不应拿着书去比对患者的表现，因为现实中没有人不折不扣地按照书上的描述去得病，也不符合逻辑。有疑惑时应该向医务人员咨询，而不应怀疑一切。

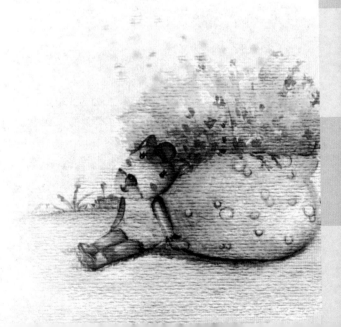

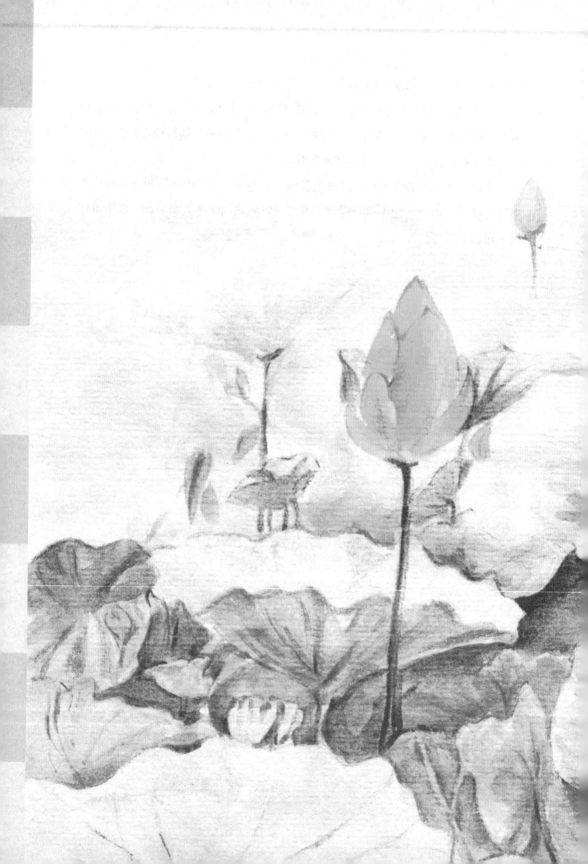

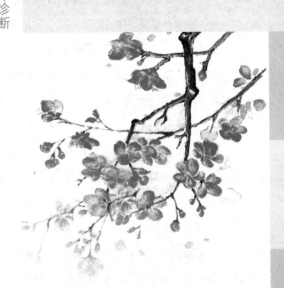

诊断篇

（一）临床诊断

4. 临床如何诊断肺癌？

肺癌要依靠患者临床表现、客观检查结果、医生逻辑分析后才能最后诊断。

肺癌的症状与肺内原发病灶相关，也与转移灶及癌组织产生的一系列物质相关。随着生活水平的提高，很多人是在健康查体时被诊断的，这时患者可能没有任何症状。客观的检查包括影像学检查、实验室检查、组织病理学检查等。组织病理学诊断是诊断肺癌的金标准，也就是说在显微镜下发现癌细胞后诊断就肯定了，但有时会受各种因素的影响，病理学检查需要很长时间；患者临床症状会给医生诊断提供重要的依据；影像学检查会帮助检查肿瘤局部侵犯程度、淋巴结及远处转移；实验室检查可以帮助医生诊断，检测肿瘤发展及复发。

可以将组织病理学检查看成是"定性检查"，而将临床症状、影像学等检查看成是"定量检查"。结合定性及定量资料，再经过临床医生的逻辑判断后就可以正确诊断肺癌。

临床诊断肺癌需要客观的检查和医生的逻辑判断，决不能靠拍脑门，更不要逼医生仅仅靠经验就草率地做出诊断。

5. 为什么早期肺癌的诊断很困难？

早期肺癌诊断困难的原因主要有以下四个方面：

（1）大约有1/3的肺癌是在常规体检或因其他疾患检查时被发现的，并且发现时有部分患者并不是早期了。有些早期患者没有症状，尤其是长在肺周边的肿瘤。

（2）肺癌的症状多种多样，没有一种症状是肺癌所特有的，容易被其他的急、慢性肺部疾病所掩盖。

（3）目前医学上还没有简便易行的敏感性和特异性很高的筛查方法，例如像人们希望的查几滴血就能判断是否患有肿瘤。

（4）人们的健康体检意识还有待提高。目前还有人以不去医院、不做定期查体为荣。

为了早期发现疾病，作者建议40岁以上，尤其是吸烟、有慢性肺病、或因职业原因接触化工原料或矿物质等有害物质的人，每年应该做体检。

（二）病理诊断

6. 肺癌患者的组织细胞学诊断方法有哪些？

肺癌的组织细胞诊断方法包括：痰细胞学检查、经皮肤肺穿刺细胞学检查及活检、纤维支气管镜活检、开胸探查冷冻切片病理快速诊断以及胸腔积液（胸水）细胞学检查。

7. 什么是痰细胞学检查？

痰细胞学检查就是检查痰中是否有癌细胞。患者和患者家属应特别注意痰的采集方法，最好采集早晨起床后的第一口痰。如果可能，咳痰前应刷牙、漱口，以免痰液被食物残渣和细菌污染。咳痰的方法也很重要，患者应深呼吸后用力咳，重复几次，咳出肺深部的痰液，留取1~2ml置于盒内送检。连查3天以上可以提高阳性率。肺癌患者痰液中发现癌细胞的可能性为30%~60%。

8. 是否所有肺癌患者都需要病理学诊断？

不论哪种类型肺癌，在影像学上都常常共同表现为肺部球形结节或肿块。但组织学类型对于下一步治疗所要采取的措施至关重要，因为这将决定下一步如何为患者治疗。比如要知道患者是小细胞癌还是非小细胞肺癌，只能通过病理组织细胞学检查来解决，肉眼看影像诊断片子是看不出病理学类型的！

9. 什么是肺癌？原发于肺的恶性肿瘤都有哪些病理类型？

肺癌是从气管、支气管的上皮发生的一类恶性肿瘤。

肺的恶性肿瘤包括肺的上皮组织、间叶组织及淋巴组织等发生的各种恶性肿瘤。

（1）恶性上皮性肿瘤：即我们熟知的肺癌，根据其组织发生及分化表型，肺癌的组织学类型包括：

1）来自支气管表面上皮的癌：鳞状细胞癌、腺癌、腺鳞癌及大细胞癌。

2）来自细支气管肺泡上皮的癌：细支气管肺泡癌。

3）来自神经内分泌细胞的癌：即神经内分泌癌，包括类癌、不典型类癌、小细胞癌及大细胞神经内分泌癌等。

4）来自支气管腺体的癌：唾液腺型癌，包括腺样囊性癌、黏液表皮样癌及上皮－肌上皮癌等。

5）其他：具有两种以上分化特征的癌，包括癌肉瘤及肺母细胞瘤等。

（2）恶性间叶性肿瘤：间叶组织在体内广泛分布，具有连接、支持、营养及保护等多种功能，包括纤维、脂肪、血管及淋巴管、平滑肌、横纹肌、骨及软骨组织等。由它们起源的恶性肿瘤均可在肺内发生，但较少见，包括血管肉瘤、滑膜肉瘤、平滑肌肉瘤、横纹肌肉瘤以及更为罕见的纤维肉瘤、脂肪肉瘤、骨肉瘤及软骨肉瘤等。

（3）淋巴组织起源的恶性肿瘤：原发于肺内的淋巴组织源性的恶性肿瘤较少见，常见的发生于肺的恶性淋巴瘤，包括黏膜相关淋巴组织型边缘区B细胞淋巴瘤和肺原发性弥漫性大B细胞淋巴瘤等。

（三）影像诊断

10. 对肺癌患者进行影像检查的目的是什么？

对肺癌患者进行影像检查的目的有三个：①确定诊断或排除诊断；②治疗前全面评估，主要是判断能否手术切除；③治疗后随诊。此外，随着功能影像和分子影像学的进步，影像检查在预后评价方面也将起到一定的作用。

11. 影像学检查诊断肺癌的方法有哪些？

胸部透视X线辐射剂量大，对比度差，现已基本不用。胸部X线摄片简便、快捷，X线辐射剂量低，是第一步要做的检查。拍摄正、侧位两张胸片，可以发现90%以上肺癌。对于一些特殊部位的病变（如位于心脏后、脊柱旁或肺尖部位的肿瘤）、较小的肿瘤、密度较低的肿瘤（例如磨玻璃结节），胸片有时就无能为力了，需要做CT进一步检查。CT检查分为普通扫描（平扫）和增强扫描，是肺癌影像检查最重要的方法。

磁共振（MRI）和CT在不同部位的检查中各具优势。MRI对支气管和肺这些含气组织显示较差，肺癌影像诊断中一般不常规使用MRI，但MRI可以在肺癌的全面评估中发挥重要作用，例如脑、骨转移的评估等。

影像诊断有其局限性，大部分患者经过CT检查后即可做出明确影像诊断，少部分患者需要进一步检查，例如PET-CT（后面有详细介绍）。经过多项影像检查后，仍可能会有少数患者诊断不明确，这时候需要结合其他检查例如纤维支气管镜、痰细胞学、胸水细胞学、血清肿瘤相关标记物等，有时还会用到CT导引下穿刺活检、纵隔镜检查、胸腔镜或开胸活检等有创的检查。

12. 有发现早期肺癌的方法吗？

目前能够发现早期癌症的唯一途径就是进行防癌体检，而对于肺癌来说，早期发现的方法有胸部X线片和胸部CT检查。

另外，目前国内一些大型医院还为一些有经济能力的健康人群提供"PET-CT"，也就是一次性全身扫描进行早期癌症（包括肺癌）筛查，这样不仅能了解肺部病变在形态学甚至代谢的情况，提高诊断的准确率，而且还能了解全身其他器官，如肺门及纵隔淋巴结、肾上腺、骨、肝脏等肺癌容易转移地方的病变情况。"PET-CT"全身扫描筛查的缺点是价格贵、辐射剂量相对较大。建议健康查体的人有选择地使用，例如有癌症高危因素和（或）者家族史的人、查体中发现肿瘤标志物增高等，可以在咨询肿瘤专科医师后决定是否采用PET-CT检查。

13. 为什么使用低剂量螺旋CT筛查肺癌？

胸部低剂量螺旋CT体现出了两个特点：①剂量较低，辐射剂量是常规剂量的1/8~1/6；②与传统扫描方式比较，螺旋CT扫描技术优点在于扫描速度快、不易漏诊等。

胸部低剂量螺旋CT扫描可同时检出其他病变（如肺气肿、间质性肺病变、冠状动脉钙化、纵隔肿瘤等），为临床及时提供重要信息，提醒受检者及早就医。

14. 什么是PET-CT检查？

PET的全称是"正电子发射计算机断层扫描"，它通过反映组织的代谢水平来达到诊断的目的。举例来说，肿瘤组织的代谢水平通常比正常组织要高，PET就能够发现这种差别，从而把肿瘤组织与正常组织区分开来。但是PET的一大问题是图像比较模糊，有时候发现了病变，却不能确定病变的具体位置。而PET-CT则将PET和CT有机地结合在一起，在融合图像上同时显示病灶的代谢变化、解剖位置和形态结构，明显提高了诊断的准确性。

15. 肺癌患者为什么要做PET-CT检查？什么时候要考虑做PET-CT检查？

那么肺部肿物/肺癌患者什么时候要考虑进行PET-CT检查呢？这个问题可以分成三个时间段分别考虑，即治疗前、治疗中和治疗后。

（1）肺部肿物的患者在治疗前需要解决两个问题：诊断和分期。肺部肿物是不是肺癌；如果是肺癌，那么患者在医学上的分期情况如何。

对于诊断，PET-CT有一定的帮助。PET-CT能够从代谢的角度来观察病灶，为病灶的定性提供补充信息。如果肺部肿物的代谢比较高，那肺癌的可能性就会比较大；如果发现了远处转移，那就可以基本确诊肺癌。当然，肿瘤的定性诊断并不像1+1=2那么简单，临床医生会根据各种检查的结果进行综合考虑。

对于分期，PET-CT则有着比较独到的作用。比如，存在锁骨上淋巴结转移的肺癌患者是不推荐进行手术，PET-CT比其他一些影像学检查更容易发现锁骨上淋巴结转移；再比如，准备进行放疗的肺癌患者需要准确地评估病灶和转移的情况，而PET-CT就能够相对准确地勾画出病变的范围，或者发现比较隐蔽的转移病灶。准确的分期直接关系到肺癌患者治疗方式的选择，能够帮助患者更好地进行个体化的治疗。

（2）肺癌患者在治疗中进行PET-CT检查，主要是针对化疗和靶向药物治疗的患者。

（3）肺癌患者在治疗结束后仍然需要关注两点，一是治疗（尤其是化疗）效果怎么样，二是有没有复发或者出现新的转移。

总之，PET-CT检查在肺部肿物/肺癌患者治疗前、治疗中和治疗后都能起到积极的作用。由于这项检查比较复杂且相对收费高，患者需要向临床医生详细咨询，进行综合考虑之后再作决定。运用得当，PET-CT这项先进的检查技术能够帮助肺癌患者获得更好的治疗效果。

（四）化验室诊断

16. 为何要对肺癌患者进行血液生化检查？

对血液进行生化检查是医疗工作中最常见的检查项目，临床诊断中少不了为患者做包括肝功能、肾功能等生化检查，这对于要接受治疗的肿瘤患者这些指标是非常重要的。多数药物都要经过肝、肾代谢，而转氨酶、尿素氮、血肌酐的基础数值常常代表患者相应脏器功能。如果肝、肾功能降低，或因为其他疾病（如肝炎等）导致这些指标会异常，可能就要降低某些药物剂量，甚至不考虑使用，药物代谢障碍，使药物的不良反应增加；另外，生化检查还能监测用药后肝、肾等脏器功能的损害程度，用以指导调整下次药物剂量。一般的生化检查单都会在旁边标出正常值范围供参考，只要在正常值范围内就是正常值。有时患者会因为不了解这些指标的含义而产生不必要的恐慌，有疑问一定要咨询医生，而不可以把自己当成医生，以致耽误疾病的治疗，或吓唬自己及家人。

17. 什么是晨尿？为什么一般要求留取晨尿进行检测？

晨尿就是清晨起床后第一次排尿时收集的尿液标本。这种尿液标本较为浓缩，尿液中的血细胞、上皮细胞、病理细胞、管型等有形成分的浓度较高、形态也较为完整，有利于尿液形态学和化学成分分析。

18. 什么是中段尿？留取合格的尿常规分析标本有哪些注意事项？

中段尿顾名思义就是排尿过程中间段排出的尿，即不留先排出的尿，也不留最后排出的尿，只留取中间段的尿液。这种标本可以避免男性精液和女性外阴部的一些分泌物混入尿液标本，对检查结果造成影响。

尿标本通常由患者自己留取并送检，患者更应该遵从医嘱留取标本。留取合格的尿常规分析标本有以下注意事项。

（1）留取尿常规分析标本前到医院指定地点领取清洁的一次性标本容器。

（2）女性患者应避开月经期，在外阴清洁的情况下留取中段晨尿送检。

（3）男性患者应避免精液、前列腺液等对标本的污染。

（4）留取标本后要立即送检。如送检不及时会使尿液中细菌增殖、酸碱度改变，细胞等有形成分破裂，造成检测结果不准确。

19. 大便常规检查中有哪些项目，有什么临床意义？

大便常规检查一般包括大便外观、白细胞、红细胞、寄生虫等。大便外观主要是观察大便的颜色和性状，有助于医生初步判断疾病类型；白细胞增多主要见于肠道炎症；红细胞增多主要见于消化道出血、痔疮或肿瘤等；寄生虫主要见于寄生虫感染。

20. 如何留取合格的大便常规检查标本？

大便标本也是由患者自己留取送检，同样留取合格的标本对于得到正确的化验结果也至关重要，患者更应该遵从医嘱留取标本。留取合格的大便常规标本有哪些注意事项呢？

（1）留取大便常规检查标本前到医院指定地点领取清洁的一次性防渗漏标本容器。

（2）应留取异常成分的粪便，如含有黏液、脓血等病变成分的标本送检；外观如无异常，需从表面、深处及粪便多处取材送检。送检标本以蚕豆大小为宜。

（3）灌肠标本或服油类泻剂的粪便标本不宜送检。

（4）应避免混有尿液、消毒剂及污水等杂物。

（5）留取后应立即送检。放置时间过久，可能会导致细胞破裂、阿米巴等一些寄生虫的死亡，难以检出异常成分，从而影响检测结果的准确性。

21. 痰标本如何留取?

痰标本采集以晨痰为佳,在采集标本前应用清水漱口或者牙刷清洁口腔,有义齿的应取下。另外,建议在使用抗菌药物之前采集标本。采集痰液时,应用力咳出呼吸道深部的痰,将痰液直接吐入无菌、清洁干燥的容器中,标本量应≥1ml。对于咳痰困难的患者,可雾化吸入45℃的100g/L 氯化钠水溶液,使痰液易于咳出。

22. 做支气管镜检查为什么要查病毒及凝血项目?

对于计划做支气管镜检查的患者,医生要求先进行病毒及凝血检测,并且要在检验结果回报之后方可进行支气管镜检查。因为支气管镜是一种侵入性的诊断、治疗方法。在此过程中不可避免地会出现黏膜损伤,而多种病毒性疾病,如艾滋病毒、乙肝病毒、丙肝病毒,可以通过损伤的黏膜进行传播。因此,做支气管镜前应预先进行血液病毒的检测,对病毒学检测阳性的患者使用专门的支气管镜进行检查,并进行严格消毒,从而有效防止病毒的医源性传播。

在支气管镜检查过程中,有时需要钳取组织进行活检,对于凝血功能障碍的患者,这一操作可能会导致出血不止,因此,预先进行凝血功能检测有助于筛选支气管镜检查的适用人群。

23. 什么是肿瘤标志物?

肿瘤标志物是指在恶性肿瘤发生和增殖过程中,由于肿瘤细胞的基因不同表达(高或低表达)而合成、分泌并脱落到体液或组织中的物质,或是由机体对肿瘤反应而异常产生并进入到体液或组织中的物质。这些物质有的不存在于正常人体内,只存在于胚胎中,有的在正常人体内含量很低,当身体内发生肿瘤时其含量逐渐增加超过正常人的水平。总之,能够反映肿瘤存在和生长的这一类物质被称为肿瘤标志物。

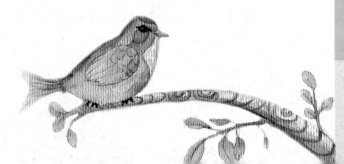

24. 肺癌常见的肿瘤标志物有哪些？

（1）神经元特异性烯醇化酶（NSE）：小细胞肺癌患者血清NSE明显增高，其诊断灵敏度高达80%，血清NSE水平与小细胞肺癌的临床分期相关，因此，血清NSE检测对小细胞肺癌的监测病情、疗效评价及预测复发具有重要的临床价值，也作为鉴别小细胞肺癌和非小细胞肺癌的指标。

（2）鳞状上皮细胞癌抗原（SCC）：鳞状上皮细胞癌抗原是最早用于诊断鳞状细胞癌的标志物，在肿瘤细胞中参与肿瘤的生长，被认为是特异性较高的鳞状细胞癌标志物。鳞状细胞癌抗原很快就会被代谢到体外，术后1~2天内便可降至正常值。许多鳞状细胞癌复发时都可见到抗原水平的"反跳"，故可用作鳞状细胞癌复发监测。

（3）癌胚抗原（CEA）：癌胚抗原是正常胚胎组织所产生的成分，出生后逐渐消失，或仅存极微量。当细胞癌变时，此类抗原表达可明显增多。癌胚抗原是一个广谱性肿瘤标志物，它能向人们反映出多种肿瘤的存在，对大肠癌、乳腺癌和肺癌的疗效判断、病情发展、监测和预后估计是一个较好的肿瘤标志物，但其特异性不强，灵敏度不高。

（4）细胞角蛋白19片段（Cyfra21-1）：在恶性肺癌组织中，细胞角蛋白片段21-1含量丰富，肺鳞癌中尤其高，诊断敏感性高达60%。细胞角蛋白片段21-1的血清高浓度水平提示疾病处于进展期和预后不良。

单独检测一种肿瘤标志物特异性常常不高，敏感性不够理想，因此临床上常采用多种肿瘤标志物联合检测，以提高诊断的水平，提高诊断的阳性率。

25. 小细胞肺癌患者应检查哪种肿瘤标志物？

胃泌素释放肽前体（ProGRP）以及神经元特异性烯醇化酶（NSE）是小细胞肺癌特异性的肿瘤标志物。研究表明，NSE和ProGRP是对小细胞肺癌特异性较好的肿瘤标志物，对小细胞肺癌诊断的敏感度可达60%~81%，特异度可达90%。因此，小细胞肺癌患者推荐检测NSE和ProGRP两种肿瘤标志物。

26. NSE水平偏高的患者就一定是小细胞肺癌吗？

　　NSE全名为神经元特异性烯醇化酶，是小细胞肺癌特异性较高的肿瘤标志物，但NSE偏高并不表示患有小细胞肺癌。

　　（1）有些良性疾病血清NSE升高。研究认为，约5.6%的良性肝脏疾病患者，4%~11%的良性肺病如肺结核、阻塞性肺气肿患者，脑部及神经系统疾病如脑缺血和梗死、弥散性脑炎、多发性神经炎的患者，血清NSE浓度均可升高，但多数升高幅度较低，疾病治愈后往往恢复正常。

　　（2）约5%的正常人血清NSE可高于诊断界值。

　　（3）NSE在正常红细胞的浓度显著高于血清，因此，标本溶血时红细胞破裂释放NSE可使血清NSE浓度假性升高。

27. SCC水平偏高就是患肺癌了吗？

　　血清SCC偏高，不一定得了肺癌。鳞状上皮细胞癌抗原（SCC）是一种糖蛋白，是从宫颈鳞状细胞癌中分离的抗原成分，常用作宫颈癌、肺鳞癌等患者的疗效监测标志物。血清SCC的阳性率在肺鳞状细胞癌中最高，为39%~78%，其他病理类型的肺癌中SCC的阳性率较低，少数良性疾病，如肺部感染、良性妇科疾病、肾功能不全等也可出现血清SCC浓度升高，因此SCC升高，不一定得了肺癌。

28. 血清肿瘤标志物中仅CEA高于参考范围，但为什么影像学未发现病灶？

　　CEA名为癌胚抗原，是一种胚胎期抗原，正常人含量极低，多种肿瘤组织可产生CEA。

　　（1）CEA有假阳性的可能。目前通用的CEA的参考范围为0~5mg/L，取自正

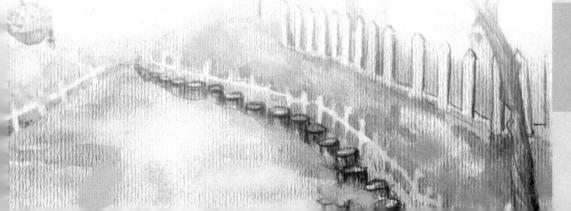

常人的95%检测限，即95%的正常人血清CEA浓度低于5mg/L。因此，理论上5%的正常人血清CEA浓度高于5mg/L。此外，吸烟者血清CEA浓度较不吸烟者高。

（2）研究显示，部分患者尤其是治疗后肿瘤复发的患者，血清CEA异常升高出现的较早，在疾病的早期即可出现，此时并不伴有影像学结果异常。

综上所述，CEA高于参考范围，但影像学未发现病灶是临床上可能出现的情况。

29. 多种肿瘤标志物联合检测有什么优势？

在对肺癌患者的诊治中，相对于多个肿瘤标志物的联合检测，检测单一指标无疑是既简单又经济的，然而，到目前为止，人们尚未发现一种令人满意的单一肿瘤标志物能够独立用于肺癌的临床实践，满足肿瘤诊治中各方面的要求。其原因主要有两个方面：

（1）肿瘤的高度异质性：肿瘤是环境与宿主因素长期相互作用的结果，从细胞发生癌变到肿瘤的快速生长、浸润、转移是一个多因素、多阶段、多基因变异累积的复杂病变过程。在此过程中，基因水平的改变远比我们在解剖学、病理学水平看到的变化更为复杂。因此，单一的血清学肿瘤标志物难以准确地反映肿瘤全貌。

（2）肿瘤标志物自身的局限性：大多数肿瘤标志物并不是肿瘤患者特有的，在健康人群中也可查到。肿瘤标志物在正常人群和肿瘤患者中的血清浓度分布并没有截然的界限，因此难以可靠地诊断肿瘤。而标志物在两组人群中分布的交叉部分，即是假阳性和假阴性产生的原因。增加检测项目，建立联合检测模

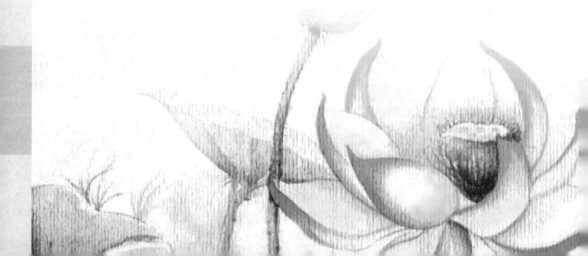

型，使综合指标分布在两组人群间的交叉尽可能小，两组人群的差异更加显著，有利于提高检测的敏感性和特异性。

因此，对拟诊肺癌的患者进行血清CEA、CA125、SCC、Cyfra21-1、NSE的联合检测，希望在一定程度上克服肿瘤的异质性，提高检出率。

30. 有远处转移为什么肿瘤标志物检测未见异常？

由于肿瘤存在异质性，即使相同病理类型、相同分期的患者，其血清肿瘤标志物的浓度也存在很大差异。理论上肿瘤分期越晚，肿瘤标志物的阳性率越高，但并不是所有的晚期肺癌患者肿瘤标志物均为阳性，因此，即使肺癌已经存在远处转移，肿瘤标志物也可能在正常范围。

目前肿瘤标志物检测并不能完全满足临床需要，存在一定的假阳性与假阴性，少数患者可能肿瘤标志物结果一直显示正常，与实际病程发展并不一致。

31. 不同医院检测的肿瘤标志物检验结果有可比性吗？

在不同医院检测的肿瘤标志物检验结果不一定具有可比性，主要是由于以下四方面的原因：

（1）不同的检测方法会导致检验结果存在差异：临床上常用的检测方法有电化学发光、化学发光、放射免疫、酶联免疫吸附试验等，各医院应用的检测方法存在差异。

（2）同一种检测方法所应用的试剂品牌存在差异也会导致检验结果存在差异。不同品牌的试剂，其生产工艺、抗原抗体反应体系和检测线性范围均存在较大的差异。

（3）检测体系不同也会导致检验结果存在差异。即使是试剂厂家和检测方法相同，但采用不同型号的检测设备，其检测结果也会略微存在差异。

（4）采用的试剂批号不同也会导致检验结果存在差异。即使是试剂厂家、检测方法和检测体系完全相同，但采用的试剂批号不同，其检验结果也会存在一定的差异。

所以，很难保证不同医院间检测的肿瘤标志物检验结果在数值上有可比性。

但是，尽管不同试剂厂家、不同检测方法和不同检测体系所得到的具体的检验结果可能不同，但在判断检测结果阴、阳性方面却具有较高的一致性。

目前，国家卫生计生委临床检验中心和各省/市临床检验中心已经对常见肿瘤标志物检验项目，如CEA、CA125和AFP等开展室间质量评价工作，确保同一检测方法、同一试剂厂家、同一检测体系的不同医院检验结果具有较高的可比性。

为了保证检验结果的可比性，满足肿瘤患者对病情监测的需要，有几个建议：最好选择在同一家医院连续进行肿瘤标志物的检测；如果不能在同一家医院检测，尽可能选择相同的检测方法或采用同一厂家的检测系统进行检测；尽量选择较高等级的医院或信誉好的商业化临床检验中心，这些单位一般都能按照规定参加卫生部临床检验中心和省/市临床检验中心组织的室间质量评价，并在实验室内部开展室内质量控制，能够保证检验结果的准确性。

总之，将不同医院的肿瘤标志物检验结果进行比较时，应注意其采用的检测方法、试剂生产厂家以及检测体系等是否相同，这样的比较才有意义。

（五）诊断需要考虑的问题

32. 什么是有创检查和无创检查？各有什么利弊？

有创检查是指各种活检和穿刺检查，主要包括气管镜检查、超声内镜穿刺活检、CT 或 B 超引导穿刺活检、胸腔穿刺胸水细胞学检查、转移结节的穿刺活检或手术活检、纵隔镜纵隔淋巴结活检手术等。无创检查主要指各种影像学检查、核医学检查、血液化验以及痰液查找癌细胞检查，如胸或胸腹部 CT 检查、超声检查、脑核磁共振检查、骨同位素扫描以及比较昂贵的全身 PET-CT，以及血液肿瘤标志物、肝肾功能、血常规检测等。

有创检查和无创检查的目的不完全相同。无创检查主要是提示肿瘤的位置和形态、了解别的地方是否有转移,如通过血液检测可以客观地了解身体的功能状况。优点是简便易行，几乎没有创伤，不需要麻醉；但无创检查也有缺点，如痰液查找癌细胞，除了少部分患者痰中可以找到癌细胞外，无创检查通常很难直接找到肿瘤细胞。无创检查并不能确诊肺癌，包括昂贵的全身 PET-CT 检查，最高也只有 80% 的准确率，也就是说有 20% 以上的患者通过无创检查诊断的肺癌并不是肿瘤。这些恰恰就是有创检查需要解决的问题，其目的在于努力取得活检和找到癌细胞。有创检查缺点在于患者有一定的痛苦、需要承担一定的风险，通常需要局部或全身麻醉。不过也不用担心，上述有创检查都已开展了很多年，技术已经相当成熟，较为安全，只要按照规范操作，几乎没有大的意外情况发生。

33. 什么是支气管内超声引导针吸活检术（EBUS）？

支气管内超声引导针吸活检术检查是一项有创性检查。可以对于肺门肿块和多个纵隔部位的淋巴结进行活检取样，现在有取代纵隔镜手术活检的趋势。主要用于明确诊断可疑的肺门肿块是否为肿瘤或可疑的淋巴结是否有肿瘤转移。

34. 什么样的患者需要进行纵隔镜检查？

纵隔镜检查应该称为纵隔镜活检手术，可用于特定部位的纵隔淋巴结活检取样，需要全身麻醉。由于纵隔镜可以活检的部位较支气管内超声引导针吸活检术要少，而且创伤、风险比较大、费用多，所以目前更多的使用支气管内超声引导针吸活检术。但是纵隔镜活检的取材比较大，可以用于进一步的分析、病理分型。比如考虑淋巴瘤的活检因为需要进一步分型，仍需要做纵隔镜手术。

35. 气管镜检查前后患者应该注意什么？

在做气管镜检查前首先要进行血化验，包括传染病指标检查、凝血功能检测、血常规检测；其次在做气管镜前一般要求有胸部的 CT 影像片，以便于在检查时提示病灶的位置；做气管镜前要求患者禁食、禁水 4~8 小时，以避免在检查时胃里的食物呛入气管内；气管镜检查前，医生会给一些利多卡因类麻醉的药物以减少检查时的不适；患者要配合医生，检查时要精神放松，多做深呼吸；做气管镜

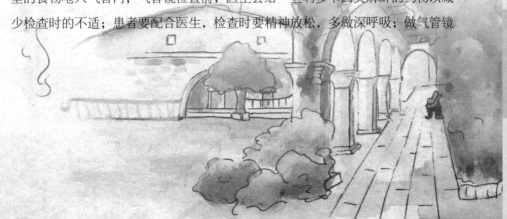

检查后，一般要过 2~3 小时再进食（因为在检查时咽喉部已经麻醉了，要待到麻药劲过后再进食，否则非常容易将食物呛到气管里）；在做气管镜后要注意是否有咯血。如果有几口血痰属于正常情况，如果有整口的鲜血，尤其有连续的鲜血，要非常警惕，出现上述情况建议赶紧就诊密切观察

36. 检查过程是否会耽误病情？

肿瘤的生长过程漫长，但诊断时间大部分需要 7~10 天的时间完成病理及分期等检查，以利于做出包括针对肿瘤以及对患者脏器功能的评估，这些结束之后才能开始治疗。没有明确疾病诊断之前盲目用药是不负责任的，对患者是有害的，因为很可能会出现误诊、误治。

肿瘤治疗应个体化，每个人的治疗都不完全相同，这需要正确的诊断作前提，所以必须合理地安排检查，这需要时间，这个付出是值得的。

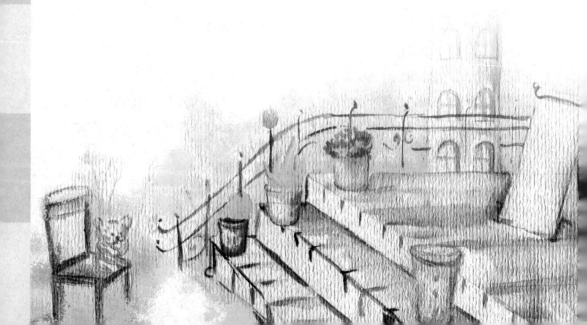

治疗篇

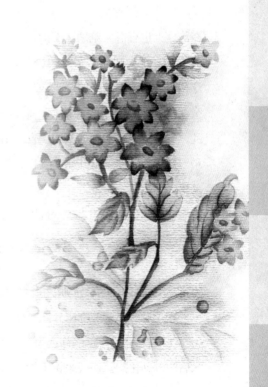

37. 什么是肿瘤综合治疗？

根据肿瘤的发生部位、病理类型、侵犯范围、发展趋势以及患者的身体状况，合理地、有计划地综合运用现有的治疗手段，最大限度地提高患者的治愈率、延长患者的生命，改善生活质量。

综合治疗的原则：安排要合理，治疗符合肿瘤生物学规律。按照不同的期别，兼顾局部与全身，强调个体化，延长生存时间与提高生活质量兼顾。

38. 肺癌患者的治疗为什么要体现个体化？

肺癌综合治疗需要统筹安排，除了共同的规律外，每位患者还有其特殊性，在治疗上也有很大差别。例如，对身体状况不佳的老年人，通常采用单药化疗，而对非老年人则通常采用两个药物联合治疗；对腺癌患者，可以用培美曲塞治疗，而对鳞状细胞癌的患者因其疗效欠佳就不建议使用；有些患者具有某些基因突变可以采用分子靶向治疗，而没有突变的就得用化疗。患者可能看得眼花缭乱，有时觉得我和同病室的病友差不多，怎么给他用那种治疗，却给我用另外一种治疗？想不通时就开始瞎捉摸，觉得是不是哪儿有"问题"了，是不是有医疗差错？

碰到这些问题患者应该向医务人员咨询，了解考虑患者共性与个性关系涉及的治疗差异。

39. 如何根据临床分期为非小细胞肺癌患者提供最佳治疗策略？

根据肺癌不同的临床分期一般治疗原则如下：

Ⅰ、Ⅱ期患者应该首选手术治疗，手术后根据病理结果决定是否要进行手术后的辅助化疗。一般来讲Ⅰ期患者手术后，只要没有发现切缘不干净（有癌细胞），手术后不做任何其他治疗，只需要定期复查即可。但对一些具有高危风险因素的患者要做术后辅助化疗，这些危险因素包括低分化癌（包括神经内分泌瘤）、脉管（血管或淋巴管）受侵、楔形切除术、肿瘤大于4cm、脏层胸膜受累及淋巴结转移情况不明。对于因各种原因不能手术的患者，如老年人或合并严重并发疾病的患者，放射治疗是一个合理的选择。Ⅱ期患者术后建议进行化疗，如果切缘上发现癌细胞除了进行化疗外还要加上放疗。

Ⅲ期患者是差异性较大的混合人群，这组患者既有别于Ⅰ、Ⅱ期的早期患者，又不同于Ⅳ期的晚期患者，有局部复发和远处转移的趋势。总体上来讲，这部分患者大致分为可手术及不可手术两类。对于可手术患者采用综合治疗的原则（包括手术、化疗或放疗），而对不可手术的患者则以化疗和放疗为主的综合治疗模式。

Ⅳ期患者以全身治疗为主，即化疗或靶向治疗，但有部分特殊的患者仍有手术的机会：如单个的脑转移；或一侧肾上腺转移（人有左、右两个肾上腺），有少部分患者还可以进行肺内病灶的手术和脑或肾上腺转移病灶切除，然后进行辅助治疗。

40. 肺癌是否可被根治？

对于肺癌，根治是指患者的存活超过5年。但5年生存率是一个概率，并不能预测某一个患者能活多长时间。比如Ⅰ期患者5年生存率约60%，Ⅱ期约30%，ⅢA期约15%，ⅢB期7%~8%，Ⅳ期小于2%。总体来讲，部分早期患者有治愈的机会，中、晚期的患者经过治疗可以使生存时间延长。随着新的治疗方法的出现，即使是晚期治疗的效果也比原来有所提高，且最大的好处是带瘤生存。虽然目前根治还比较难，但是科学家们正在夜以继日的工作，为的是早日攻克癌症。

41. 中、晚期肺癌患者是否该放弃治疗？

肺癌的发病率越来越高，由于肺癌不容易早期发现，大约75%的肺癌在诊断时已经到了中晚期。随着放疗技术的发展和众多新药的研发，中晚期患者的生存时间较以前有所提高。多数患者治疗后症状得到改善，少数患者病情快速进展以及身体出现不可耐受的毒性反应。越到后期，恶性肿瘤治疗就越困难，因此不应该一开始就放弃治疗。治疗就是抓住生存的机会，放弃就会丢掉自己生存的希望。应该积极对待，珍惜每一次机会。

（二）外科治疗

42. 肺癌的手术方法有哪几种？

肺癌的手术有多种方式：从手术切除干净程度可以分为：将肿瘤连同淋巴结完全切除的根治性切除术，肿瘤有残留的姑息性切除术和主要以诊断为目的的活检手术。一般所说的肺癌切除术主要指根治性切除术，从切除肺的范围可以分为：楔形切除术、肺叶切除术、复合肺叶切除术、全肺切除、气管、支气管和(或)肺血管成形的手术等。从切口和创伤的大小可以分为：常规开胸手术、小切口开胸手术和胸腔镜微创手术。

43. 什么是肺癌的根治性切除术？

根治性切除术通俗地讲就是将肿瘤完全切除干净，这也是肺癌切除手术争取达到的目标。在手术切除范围方面有以下三个要求：①要切除包括肿瘤的一个或以上的肺叶；②所有手术切除的断端（切缘）必须没有肿瘤；③要进行系统的淋巴结清扫。只有这样的手术才能称得上根治性切除术。

44. 什么是肺癌的姑息性切除术？

姑息性手术是相对于根治切除手术而命名，通俗地讲就是没有达到肿瘤完全切除（未完整切除，有残留）。

通常将楔形切除术（也叫局部切除术，没有切除包含肿瘤的肺叶，只切除了肺叶的一部分）和虽然做了肺叶切除，断端也没有肿瘤，但是没有做系统淋巴结清扫的也归入姑息手术。

姑息性切除是因各种条件限制下不得不进行的手术，而不是医生故意做成姑息性的，造成肿瘤残存。

45. 肺癌能实施胸腔镜手术吗？做胸腔镜手术有哪些好处？

胸腔镜手术全称为电视胸腔镜手术，通过在胸壁上打2~3个孔放入摄像头和各种手术器械，把胸腔内的情况投影到电视屏幕上，医生看着电视做手术。胸腔镜能做标准的肺癌根治术。目前公认早期肺癌（肿块在5cm以下）适合胸腔镜手术。现在胸腔镜外科技术发展非常快，许多比较复杂的手术也能通过胸腔镜完成，这与手术医生的经验和手术技巧直接相关。

胸腔镜手术的好处：没有传统的手术那么大的切口，所以术后疼痛明显减轻；手术恢复快；并发症率明显下降；住院时间短；由于胸壁的肌肉没有切断，所以保留部分肺功能，容易耐受术后辅助治疗。

46. 什么样的肺癌患者不能手术？

主要有三类肺癌患者不能手术：①手术切除原则上只适合早、中期肺癌和某些特定期别的肺癌。因为诊断时早期患者的比例并不高，所以绝大部分晚期肺癌除活检手术外，不适合做切除手术；②小细胞肺癌（肺癌的一种特殊类型）由于非常容易转移，而且对化疗和放疗效果比较好，除了少数早期病变外，一般不主张手术切除；③患者的身体条件不能承受手术创伤的，包括对手术极度恐惧和患有某些疾病。

47. 月经期患者能接受手术吗？

除非是急诊手术，对月经期患者不宜实施择期或限期手术。因为月经期患者脱落的子宫内膜含有较多纤溶酶原激活物，导致血液中纤维蛋白溶解系统活动增强，容易导致出血量增多，增加了手术危险性。此外，月经期患者抵抗力降低，

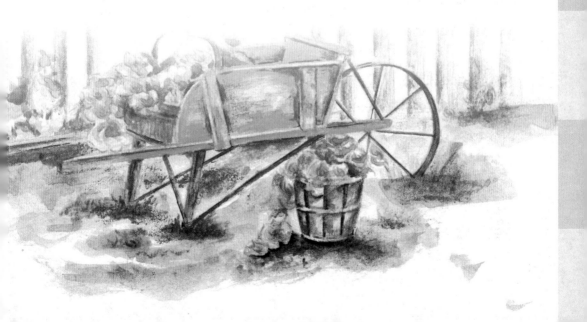

手术会增加感染的风险；手术后多数患者需要卧床和留置导尿管，月经期也增加了护理的难度。

48. 手术前为什么要做全面检查？

外科手术是一项有创伤性的诊疗方法，并伴有不同程度的风险。因此，手术前进行全面的检查以了解患者身体状况、疾病情况、手术耐受能力和可能出现的风险十分重要。手术前检查一般包括常规检查和专科检查两方面。常规检查主要包括：血常规及血型、尿常规、便常规、心电图、胸部正侧位X线片、超声波检查、肝肾功能、血液电解质、生化全套、血糖、出凝血功能、乙肝两对半检查以及丙肝、艾滋病、梅毒等相关病原学检查。专科检查则要根据病变的部位行进一步影像造影、CT、MRI等检查、腔镜检查、相关肿瘤标志物检查、细胞学检查、肿瘤组织活检或穿刺活检病理学检查，所有检查的目的都是为了准确诊断，制订最佳手术方案，更好地完成手术，最大程度地保障患者健康。

49. 肺癌患者术前做血液生化、凝血等检查的主要目的是什么？

对于计划进行手术治疗的肺癌患者，医生往往要求患者检测血液生化、凝血、病毒指标等项目。这样做的目的是了解患者的内分泌、肝脏、肾脏、凝血功能等是否存在异常，判断患者能否耐受手术治疗，十分必要。对于控制不良的糖尿病、凝血功能严重异常以及合并可能影响麻醉、手术基础疾病的患者，应在基础疾病控制后再进行手术。

50. 患者手术前为什么要戒烟？戒烟多长时间才能手术？

肺手术本身对健康肺组织是一种损伤。肺切除手术后需要很好地排痰，如果排痰不充分，极容易出现肺不张，明显增加肺部感染的概率。吸烟可以刺激呼吸道，引起细支气管收缩，减弱气管内纤毛对黏液的清除能力，引起痰液淤积，影响患者手术后排痰。理论上要求肺癌患者手术前戒烟至少应达到2~4周，在实际工作中很难等待2~4周再治疗，所以长期吸烟者一旦确诊肺癌后医生会告诫立即停止吸烟，戒烟早一天，术后恢复就顺利一分。

51. 为什么要签署手术知情同意书？

签署知情同意书是国家法律、法规的要求，国务院颁布实施的《医疗机构管理条例》第33条规定："医疗机构施行手术、特殊检查或者特殊治疗时，必须征得患者同意，并应当取得其家属或者本人同意并签字；无法取得患者意见时，应当取得家属或者关系人同意并签字。"《执业医师法》第26条规定："医师进行实验性临床医疗，应当经医院批准并征得患者本人或者其家属同意"。

人的生命健康权是受法律严格保护的，个人身体所蕴含的生命和健康只有自己有处置权，其他任何人无权处置。手术这种有风险性的医疗行为包含着对患者身体即健康权、生命权的处置。医师有手术技能，但又无权擅自处置患者身体；患者出于治疗疾病的目的，须授权医师为自己实施手术。在手术知情同意书的签名正是患者对其身体支配权的外部表现形式。

52. 术前需要履行哪些知情同意手续？什么人有资格签署手术知情同意书？

患者知情同意即患者对病情、诊断和治疗（例如手术）方案、治疗的益处及可能带来的风险、费用开支、临床试验等真实情况有了解与被告知的权利，患者在知情的情况下有选择接受与拒绝的权利。按原卫生部要求，患者知情同意书应由患者本人签署。当患者不具备完全民事行为能力时，才会由其法定代理人签字；患者因病无法签字时，也可以由其授权的人员签字。患者的知情同意选择权是每一个患者都具有的权利，知情同意书可以作为医疗机构履行说明告知义务的证据，也是患者及家属行使知情权的证据，让患者及其亲属能客观认识诊疗目的、效果、可能产生的并发症及意外等情况，充分享有知情权。

患者在接受诊疗过程中，需要履行知情同意的手续包括以下几个方面：

（1）术前、术中知情手续：所有手术前，主管医生会与患者进行术前谈话，并签署手术知情同意书，其内容包括术前诊断、手术指征、手术方式、可选择的诊疗方法及优缺点、术中和术后的危险性、可能的并发症及防范措施、术中置入身体的内置物（如吻合器、固定器等）类型，术前谈话中会注明选择的类型；术中病情变化或手术方式改变需及时告知患者家属，并由被委托人在告知单上签名。手术的不确定因素较多，手术引起患者新的疾病甚至死亡的风险与疾病的治疗效果相伴相随。有时手术可能达不到根治疾病的目的，达不到患者希望的理想状态，甚至使患者失去生命。手术风险具有不确定性、不可预测性等特征。

（2）如果在治疗中进行临床试验、药品试验、医疗器械试验及其他特殊检查或治疗前需要签署特殊检查、特殊治疗知情同意书，主管医生会在治疗前向患者及家属告知特殊检查、特殊治疗的相关情况，征求其意见，由患者及家属签署同意检查、治疗的知情同意书。

（3）创伤性诊疗知情手续：对患者进行任何创伤性诊疗均需进行谈话告知并签写同意书。内容包括患者的主要病情、采取创伤性诊疗活动的目的及必要性、医疗风险，其他可选择的诊疗方法及优缺点、可能的并发症、注意事项及防范措施。

（4）麻醉知情制度：在进行麻醉操作前，麻醉医生会告知患者相关情况，并由患者或被委托人签写同意书。告知内容包括术前诊断、麻醉名称及方式、麻醉风险、防范措施。

（5）输血知情制度：输血前经管医生会向患者告知相关情况，并由患者或被委托人签写同意书。告知内容包括输血的目的、必要性、种类、数量、可能发生的风险、并发症及防范措施。

53. 手术知情同意书中提及的并发症是否都会发生？

并发症是指患者发生了现代医学科学技术能够预见但不能避免和防范的不良后果。一般分为两种情况：①指一种疾病在发展过程中引起另一种疾病或症状，如消化道肿瘤可能引发肠梗阻、肠穿孔或大出血等并发症；②指在临床诊疗和护理过程中，患者因治疗一种疾病而合并发生了与诊疗这种疾病有关的另一种或几种疾病或症状。外科手术并发症是影响手术效果极为重要的因素，也常常是损害患者健康甚至致死的重要原因。手术知情同意书中写的并发症均是基于手术对组织器官损坏可能带来的病症，术中、术后是否发生并发症受多种因素影响，每位患者的自身状况、疾病情况、医疗单位及医生的技术水平等都是影响并发症的因素。并发症的发生概率也受多种因素影响，比如高龄患者手术并发症发生的概率就大于年轻患者。手术知情同意书中写的并发症并不都会发生。

54. 手术前的肺功能检查项目有哪些？有何必要性？

肺癌手术前对于患者心肺功能的评估主要有肺功能检查、运动心肺功能检查和简便易行的爬楼试验。肺功能检查的指标有许多，反映的是三方面的内容：

（1）肺的容量：关键指标叫肺活量，俗语即一口气脉的长短。肺容量不够叫做限制性通气障碍。

（2）小气道的阻力：关键指标叫第一秒肺活量，小气道的阻力高叫做阻塞性通气障碍。

（3）肺的弥散功能：反映的是氧气通过肺进入血液的快慢情况。计算机会根据患者的身高和体重计算出上述指标的标准值，再把患者检测的数值和标准值比较，得出正常、轻度、中度或重度异常的判断。

如果患者的肺功能处于能承受手术的边缘状态，通常会进一步检查运动心肺功能。因为心肺功能是密切相关的，如果心功能良好，可以弥补部分肺功能的不足。

对于客观检测的指标有时需要具体分析，有些患者由于各种原因不能很好地配合检查，数值偏低；有些患者由于肿瘤的原因有阻塞肺炎或肺膨胀不好（肺不张）时，肺的容量必然会降低，这时切除病变的肺叶可能会改善肺功能。所以，常常可以看到医生陪着患者做爬楼试验，这是最直观反映心肺功能的检查。通常患者能连续（中间不能停顿休息）上五六层楼没有明显的心慌、气短，一般能耐受肺叶切除手术。

55. 手术前需要做哪些准备？

（1）树立战胜疾病和伤痛的信心，保存乐观向上的心态。

（2）要有一定强度的心肺功能锻炼，比如爬楼练习，手术前一般要求能连续上五层楼。

（3）戒烟，练习咳嗽和深呼吸。有慢性气管炎、咳痰较多者，手术前可以做雾化吸入，帮助排痰。肺部有炎症的可以适当给予抗菌药物。

（4）手术前要求患者吃食较高热量和蛋白的食物，但不要太油腻，以免增加胃肠负担。

（5）手术前要预防感冒。

（6）手术前一天的准备（不同医院间有差别），基本上包括：

1）抽血验血型，以便血库根据血型配血，留备手术中输血之需。

2）手术切口准备，主要是手术区域剃除体毛和清洁局部皮肤。

3）肠道准备，一般给患者缓泻的药物。

4）镇静、安眠，通常晚上给患者服用安眠药物。

5）禁食、禁水，一般12小时内不能吃食物，8小时内不能喝水。但是对患者较为重要的规律性服用的口服药，医生仍会要求患者手术前服用。

（7）有高血压、心律不齐（心跳不规律）等慢性病的患者要规律服药，控制好血压和心率。经医生评估后，部分心跳过慢的患者可能需要手术前安装起搏器。

（8）合并糖尿病的患者，如果血糖控制不满意要使用胰岛素。有的患者担心一旦用了胰岛素，以后就会有依赖。实际上不用担心，因为手术的创伤、术后疼痛等因素，患者术后头几天血糖会比较高，待手术反应消失血糖就平稳了，就又可以过渡到用口服降糖药物了。

（9）对手术前口服阿司匹林、华法林等抗凝血药物的患者，由于药物可能引起手术中和手术后的严重出血，通常需要停药1~2周。如阿司匹林，术前通常停药5~7天。

（10）手术前吃其他口服药者，一定要在第一时间与手术医生详细说明，以确定对手术是否有影响。

56. 手术前为什么禁食、禁水？

绝大部分的手术都会要求患者术前禁食水，保持胃肠道的排空状态。这是因为手术麻醉诱导时患者肌肉处于松弛状态，这时胃里如果有食物和水，可能会反流到口腔、咽部，或反流到气管和肺内造成误吸，以致威胁患者的生命安全，手术后肺炎的发生率也会提高。为了患者的安全，严格执行手术前禁食、禁水的时间和服药相当重要。

57. 为什么手术前需要进行呼吸道准备？

患者手术后因为伤口疼痛而不敢深呼吸、咳嗽和排痰，可导致呼吸道分泌物在气道内积聚，肺通气量降低，气道阻塞加重，甚至造成肺不张；或因呼吸道感染导致肺炎发生，因此需在手术前进行呼吸道准备。

（1）吸烟的患者应在手术前 1~2 周停止吸烟，以减少上呼吸道的分泌物。

（2）练习正确咳痰的方法：腹式呼吸（用鼻深吸气，尽力鼓起腹部，屏气 1~2 秒后，嘴唇缩成吹蜡烛状缓慢呼气，呼气时腹部自然回缩）数次→深吸气→憋住气→放开声门、收缩腹肌，使气体快速冲出将痰咳出。

有呼吸道炎症者术前应用抗生素、雾化吸入等治疗，待感染控制后才可以接受手术。

治疗篇

58. 手术当日需要患者做什么准备？

手术当日患者不要化妆，要去除患者的唇膏、指甲油，以便于医生在手术中观察患者末梢血液循环情况；要取下活动性假牙，因为此类假牙可能会脱落而阻塞呼吸道；取下发卡、假发、金属物品、饰物等，因为金属会导电，饰物会伤及患者；将随身携带的所有贵重物品，如首饰、钱、手表，交由家属保管；如为助听器、隐形眼镜，可暂时佩戴，便于与手术室工作人员谈话、沟通，于手术前一刻取下；患者贴身穿着干净的病服；按要求禁食、禁水；术前要排空膀胱，其目的是避免麻醉后造成手术台上排尿，避免手术过程中误伤膨胀的膀胱，避免患者手术后因麻醉原因而发生的排尿困难。

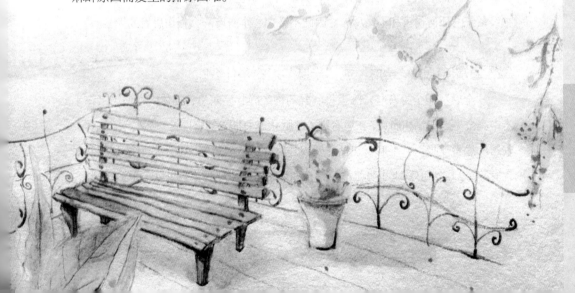

59. 手术前一天为什么要做手术区域皮肤准备？

皮肤是机体的天然防御线，手术会破坏此防御线而增加感染的机会。手术前进行皮肤准备的目的就是预防手术后切口感染。皮肤准备通常在手术前一天进行。皮肤准备的内容：包括除去患者手术区域的毛发、污垢及微生物。手术区皮肤准备的范围一般包括以切口为中心，半径在20厘米以上的范围。此外，手术前一日患者还应修剪指甲、剃须、洗头、洗澡。小儿可以不剃体毛，只做清洗。

60. 什么是全身麻醉？

麻醉医生可以通过呼吸面罩或气管导管给患者吸入全身麻醉药，也可以通过静脉途径给患者注射麻醉药。麻醉药物对中枢神经系统产生抑制作用，使大脑不能从神经系统接受任何的疼痛信号，患者表现为暂时神志消失、全身痛觉丧失、遗忘、反射抑制和骨骼肌松弛。麻醉药物对中枢神经系统抑制的程度与体内药物浓度有关，并且可以控制和调节。全身麻醉期间，麻醉医生会使用各种设备严密监测患者的生命体征和各重要脏器的功能，适当调整麻醉深度。这种对神经系统的抑制完全可逆，手术结束后停止使用麻醉药物，体内残存的麻醉药物就可以被代谢分解或从体内排出，患者的神志及各种反射就会逐渐恢复。

61. 全身麻醉对大脑会不会有损伤？

目前临床使用的所有全身麻醉药其作用都是短暂的、一过性的，即停止使用后经过短时间的代谢分解排出体外，其麻醉作用也会完全消失，更不会遗留中枢神经系统的任何伤害和不良反应。因此不必担心全身麻醉会损伤患者的大脑。

62. 通常所说的"全麻"或"半麻"指的是什么？

"全麻"即全身麻醉，医生将麻醉药物经静脉注入患者的体内，使者在手术中完全失去知觉和痛觉，在患者进入睡眠状态后插入气管插管，吸入麻醉气体，并帮助患者呼吸。"半麻"包括：硬膜外麻醉、腰麻（蛛网膜下腔麻醉和腰硬联合麻醉）。"半麻"下患者是清醒的，如果患者希望睡着，也可以给予镇静剂。

63. 麻醉会有什么风险吗？

麻醉的风险性不仅与外科手术大小、种类、麻醉方法有关，而且还与患者术前的身体状况及有无内、外科疾病有关。实施麻醉会影响患者生理状态的稳定性；手术创伤和失血可使患者生理功能处于应激状态；外科疾病以及并存的内科疾病会引起不同程度的病理生理改变，这些都能增加麻醉的风险。因此"只有小手术，没有小麻醉"。麻醉医生的工作就是把这些风险降到最低。手术前会完善一些必要的检查和准备，将患者的身体调整到最佳状态；手术过程中会利用先进的仪器随时监测患者的生命体征，以保证麻醉安全。如发现由于手术、麻醉或患者原有的疾病产生威胁患者生命的问题时，医生会及时采取各种措施维持患者生命功能的稳定。

64. 为什么麻醉医生术前要访视患者？

为减少麻醉手术后并发症，增加手术安全性，麻醉医生需要在手术麻醉前对患者的全身情况和重要器官生理功能作出充分的评估，评定患者接受麻醉和手术的耐受力，并采取相应的防治措施，选择恰当的麻醉药物及方法，这都需要手术前对患者进行访视。麻醉医生在手术前需要了解的情况包括：

（1）病史：患者是否有心脏病、高血压、糖尿病、气管炎、哮喘、青光眼等疾病。

（2）过敏史：患者是否对药物（尤其是麻醉药）和食物过敏，过敏反应是否很严重。

（3）手术及麻醉史：患者是否接受过手术和麻醉？有无不良反应等。

（4）生活习惯：患者是否吸烟，每天吸几支烟，是否经常喝酒，睡眠好不好，等等。麻醉医生根据患者的不同情况制定相应的麻醉方案，同时向患者及家属解释有关的麻醉注意事项，回答患者提出的问题。签署麻醉知情同意书和决定术后镇痛方式也是在手术前访视时完成。总之，有效的手术前访视可以让麻醉医生对将要进行的麻醉做到心中有数，是患者麻醉安全的重要保证。

65. 术前化疗对麻醉有影响吗?

使用化疗药后会对身体各脏器产生毒性作用,主要表现为心脏毒性(心功能不全、心律失常、心电图改变等)、骨髓抑制、重要脏器功能损害(肝、肾、肺等)、胃肠道反应、过敏反应等,化疗药也会与麻醉药物产生相互作用,增加麻醉和手术的风险。不过患者不必担心,麻醉医生会根据患者的身体状态和所用的化疗药物制定相应的麻醉方案,以确保患者术中安全平稳。

66. 老年人与年轻人谁的麻醉风险更大?

一般来讲,处于相同环境中年龄越大麻醉与手术风险越大。与年轻患者相比,老年患者常合并糖尿病、高血压、心血管疾病、脑血管病等全身性疾病,这些高危因素会增加手术及麻醉的困难程度。对于老年患者,除非紧急手术,需要在手术前将患者的各项合并症尽可能控制在代偿良好的范围内,以降低麻醉风险。老年患者对于麻醉药的耐受程度、代谢排泄都要差于年轻患者,即麻醉的风险增加。但麻醉和手术的风险是由多种因素决定的,比如麻醉医生的经验、患者所就诊医院的综合实力等,所以手术风险应该结合环境因素综合判断,只要准备充分,给老年人做手术也可顺利完成。

67. 手术前要不要停用心血管药物?

手术前不要停止降压药及治疗心律失常的药物,手术当天早晨也要继续服用,这样有利于手术中维持患者的循环稳定,降低手术风险。围术期抗凝药的应用有严格的要求,应咨询主管手术医生和麻醉医生。

68. 什么是气管插管?

全身麻醉后患者的自主呼吸消失,为确保患者呼吸道通畅,需要在患者的气管内置入一根气管导管与麻醉机相接控制呼吸。气管导管通常从患者的口腔或鼻腔插入气管内,插管前麻醉医生会经静脉注射麻醉药物使患者意识消失、呼吸停止、肌肉松弛(临床上称为麻醉诱导),然后才行气管插管,所以患者对整个插管过程没有感觉,也不会感到难受。

69. 肺癌术后采用什么体位最好？

患者意识未清醒时要采取平卧位，头偏向一侧，以免呕吐物吸入引起呛咳或窒息。患者完全清醒后最好采取半卧位或坐位，主要考虑：①有利于胸腔内的气体和胸水由胸管排出，以预防胸腔感染；②有利于膈肌下降，增加肺部通气量。不可采取完全的侧卧位，因为如果患者采取完全术侧卧位，可能会压迫胸管，而且不利于术侧肺组织的扩张；如果患者采取完全健侧（未手术一侧）卧位，则不利于胸水由胸管引出。故患者平卧时若想变换体位，可以稍微向健侧倾斜，角度最好不超过 45°。

70. 手术中是否需要输血？输自己家属的血是否更安全？

输血是一种治疗方法，当术中失血量达到输血指征时，可以给予适量的血液补充即术中输血。如果术中出血虽不少但尚未达到输血指征时，考虑到术后恢复的需要也可以适量输注，所以术中是否输血还得依照病情。通常情况下，失血量在自体血容量 10% 以内可不必输血；血容量减少在 20% 以内也不必输血，可补充适量的晶体溶液或胶体溶液；当失血量占血容量 20%~50% 时，在补充适量的晶体溶液或胶体溶液的同时，可输红细胞压积为 70% 的浓缩红细胞，使患者体内红细胞压积达到 35%；当血容量减少在 50% 以上时，除输浓缩红细胞、晶体溶液或胶体溶液外，还可适量输白蛋白、血浆或新鲜全血，必要时可输用浓缩血小板。

直系亲属不能相互输血是一个医学常识，只是很多人都被电视剧里演绎的亲属输血剧情所误导。"献血法"中明确规定，为保障公民临床急救用血的需要，国家提倡并指导择期手术的患者自身储血，动员家庭、亲友所在单位及社会互助献血。对于亲友互助献血人们会有一个误区，就是患者献血之后，患者的血直接给患者的直系亲属用。事实上，亲朋好友参加互助献血之后，血站会规避直系亲属间相互用血。因为有时亲属间（如父母与子女）输血后并发移植物抗宿主病的危险性比非亲属间输血的危险性大得多。很多人觉得自己的亲人平时身体看上去很健康，这并不能真正代表亲人身体真的健康，有一些病症有很大的潜伏性，仅凭人们的肉眼根本无法判别。因此，患者输血治疗应避免使用亲属供者的血液，亲属献血后可由血液中心调剂使用。

71. 什么是麻醉恢复室?

麻醉恢复室又称为麻醉后监测治疗室,负责对麻醉后患者进行严密观察和监测,直至患者的生命体征恢复稳定。恢复室紧邻手术室,以便于麻醉医生或外科医生对患者的观察及处理,如发生紧急情况也便于送往手术室进一步治疗。

手术与麻醉都会在一定程度上扰乱人体的正常生理,特别是对那些术前一般情况较差、经受了全身麻醉或大型手术的患者。如果手术后患者存在麻醉未醒、呼吸和循环功能不稳定等需要持续监护的情况,将被送入麻醉恢复室。麻醉恢复室内配备有专门的麻醉医生、麻醉护士及齐全的设备,能及时实施有效的监测和抢救,使患者顺利度过手术后、麻醉后的不稳定时期,保障患者的安全。

72. 什么样的患者需要到重症监护室监护?

重症监护病房又称为ICU,重症监护病房是利用多种现代化设备及先进的治疗手段,如呼吸机、监护仪、输液泵、起搏器、冰毯、胃肠道外营养等治疗方法,对各种的危重患者进行密切观察,并辅以特殊的生命支持治疗,以提高危重患者存活机会的一个特殊治疗护理病区。ICU收治对象:原则上为各种危重的急性或慢性的可逆性疾病患者。主要包括:

(1)复杂大手术后,尤其术前有合并症(如合并心脏疾病、糖尿病、高血压等)或术中生命体征不稳定者(如循环呼吸不稳定、大出血以及手术创伤比较大可能出现并发症)的患者。

(2)心、肺功能衰竭的患者。

(3)发生各种类型休克的患者。

(4)有严重心律紊乱的患者。

(5)严重感染、败血症、感染性休克等生命体征不稳定的患者。

(6)器官移植术后的患者。

(7)各类急性脑功能障碍危重期的患者。

(8)严重营养及水、电解质及代谢严重失衡者的患者。

(9)因各种原因导致心跳呼吸骤停,心肺复苏后需进一步生命支持的患者。

(10)其他危重症需ICU监测和治疗的患者等。

73. 手术后会出现哪些状况？满足什么条件才能送回病房？

随着危重疑难患者施行复杂麻醉和手术的增加，手术的结束并不意味着麻醉作用的消失和主要生理功能的完全恢复，再加上手术麻醉期间已发生的循环、呼吸、代谢等功能的紊乱尚未彻底纠正，麻醉后仍有发生各种并发症的危险。麻醉、手术后的患者仍需要由经过专业训练的医护人员在麻醉恢复室进行精心治疗、护理，麻醉后常见的恶心、呕吐、疼痛、血压过高或过低等并发症才能得到及时处理。

全麻患者必须在完全清醒（意识清醒、肌力恢复）后，并且各重要生命体征平稳后才能送至病房。对于病情危重还需要手术后持续监护治疗的患者，必须送重症监护病房治疗。

治疗篇

74. 肺癌患者手术可能有哪些并发症？

肺癌手术后并发症多种多样，而且会出现谁都没见过的新的并发症，手术签字时通常会看到这样的一句话"其他不可预料的情况"，听着比较可怕。但是，从另一个角度看，肺癌手术后发生严重并发症的比率大约为4%，手术患者死亡的小于1%，所以也没那么可怕。肺癌手术后并发症主要包括以下几大类：

（1）手术范围内相关并发症

1）手术中和手术后的出血。

2）支气管残端愈合不良：支气管—胸膜瘘（支气管与胸膜腔之间出现连通）。

3）术后感染：包括肺部感染、胸腔感染、脓胸、肺膨胀不良，甚至肺不张。

4）手术范围内其他内脏器官的损伤。

5）胸腔淋巴漏：乳糜胸。

6）手术切口愈合不良等。

其中支气管—胸膜瘘和脓胸是非常严重的并发症。

（2）全身各器官功能不全和电解质紊乱：包括肺功能、心功能、肝功能、肾功能、胃肠功能等。器官功能不全通常会合并钾、钠等电解质紊乱和酸碱失衡。

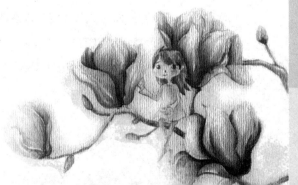

（3）心律失常：常见心慌、乱跳，就是心脏各类早搏和心房纤颤。这是一类比较常见的并发症，如果不及时治疗，容易出现严重的情况。

（4）心脑血管和血栓性疾病：如急性心肌梗死、脑血栓或脑出血、肺动脉栓塞、下肢血栓形成等少见但非常危重的并发症。

75. 术后疼痛对患者有什么影响？常用的术后镇痛方法有哪些？

术后疼痛可引起患者心率加快、血压升高等症状；患者还可能因疼痛无法（或不敢用力）咳嗽导致肺部并发症；因疼痛导致胃肠蠕动减少造成胃肠功能恢复延迟；因疼痛导致肌肉张力增加、肌肉痉挛、机体活动限制等促使深静脉血栓的形成；疼痛还可导致失眠、焦虑、恐惧等情绪障碍。手术后疼痛控制不佳是发展为慢性疼痛的危险因素。

目前常用的术后镇痛方法是放置术后自控镇痛泵。术后自控镇痛泵给药途径有三种：①经静脉途径：通道接在静脉内给予镇痛药；②经硬膜外途径：通道接在硬膜外腔给药；③经皮下或经神经根途径：通道接在皮下或神经根给药。一般无需借助手控开关，自动开关给药即可满足患者需求。个别疼痛阈较低的患者可加用手控开关，根据疼痛的程度患者可自行按压手控开关增加镇痛药物的剂量。手术后自控镇痛泵更容易维持最低有效镇痛药浓度，且给药及时、迅速，基本解决了患者对止痛药需求的个体差异，有利于患者在任何时刻、不同疼痛强度下获得最佳止痛效果。

76. 术后为什么会出现发热？

通常在手术后3~5天内，患者体温会有轻、中度的升高（38℃左右常见）。这是机体对手术创伤的一种正常反应，一般不需要特殊处理。如果体温高于38℃或患者对体温升高感觉不适，可给予温水擦浴、酒精擦浴、冰袋冷敷等方法进行物理降温。一般在手术3~5天后体温可以逐渐恢复正常。但如果术后体温升高持续不降或术后3~5天体温恢复正常后又升高，则有可能是发生切口感染或其他并发症，医生会查找原因，并进行相应的处理。

77. 肺癌患者术后为什么要进行有效咳嗽？如何才能有效咳嗽？

开胸术后患者需要每1~2小时进行有效咳嗽，有以下几个目的：排出痰液，避免痰堵影响患者呼吸新鲜空气，预防肺部感染；促进肺脏的重新扩张：因开胸手术会使胸腔原有的负压状态不复存在，肺脏会受到大气压压迫不同程度地缩小，术后多进行有效咳嗽，有助于肺脏重新扩张。

有效咳嗽是以腹肌用力的咳嗽方式，深呼吸后屏住呼吸2~3秒，然后突然打开气道和口腔，胸腹联合用力进行爆发性咳嗽，连续咳嗽两下。

78. 肺癌患者术后如何预防感染？

患者住院期间需注意每日通风，上、下午各通风半个小时，保持室内空气新鲜流通；保持个人卫生；严格限制探视，减少感染机会；进食高蛋白、高热量以补充营养增强机体抵抗力；适当锻炼振奋精神、增强体质；通过有效咳嗽排出呼吸道内分泌物，预防呼吸道感染；避免胸腔引流管受压打折，保持胸管通畅有利胸水顺利排出，预防胸腔感染。

79. 肺癌患者术后为什么要留置胸管？需注意什么？

肺癌术后医生需在患者术侧胸腔留置胸管，以排出胸腔内积液（也称"胸水"）和积气，使肺组织扩张。当胸腔内积液每日排出量及手术侧肺组织膨胀程度达到要求时，医生即可将胸管拔出。

要注意引流管不能打折、牵拉，确保引流通畅。当患者下床活动时，可以用别针把引流袋别在病号服外，但要注意的是，引流袋的位置要低于引流管口，避免引流液反流造成感染。患者活动后回到病床，引流管要妥善固定，引流管的适宜长度以患者在床上能自由翻身活动后仍不易被拉出为宜。

80. 癌症患者术后护理需要家属帮助做点什么？

为了减轻和消除手术给患者身心带来的创伤，使患者尽快恢复正常生活及工作，在护理过程中，往往需要患者家属、亲友的配合及参与才能获得更好的效果，在以下几个方面患者家属都能积极发挥作用：

（1）心理护理：积极安慰和鼓励患者，认真倾听患者的倾诉，并给予支持和理解；帮助患者分散注意力，使患者放松情绪，如帮助患者按摩、锻炼、听音乐等；保持环境的整洁舒适，并始终陪伴在患者身旁。对有疑虑的患者，家属可配合医生讲解治疗的重要性，帮助其疏导心理。

（2）手术切口的护理：保持局部的清洁和卫生，避免伤口感染，伤口拆线前尽量避免碰撞挤压。发现伤口有感染、化脓、流血等情况时，应及时告知医护人员。

（3）各种引流管的护理：注意引流管是否通畅，在患者翻身或下床活动时则应固定好引流管，防治其脱落。当发现引流量、色、质发生变化时及时告知医护人员。

（4）饮食护理：术后饮食应严格遵守医护人员的嘱咐。对部分虚弱或胃肠功能不足的患者应采用少量多餐的方式。部分患者可根据需要给予要素饮食。

（5）早期活动：术后活动可以分床上活动和下床活动两种。床上活动主要是为患者翻身、拍背、按摩腿部或进行上下肢活动。为带有输液管或其他导管的患者翻身时应注意保护好导管，以免导管扭曲、折叠、脱落；下床活动应在患者的病情稳定后进行，在护士或陪护家属的协助下，先让患者在床边坐几分钟，无头晕不适时，可扶着患者沿床缘走几步，如患者情况良好，可进一步在室内慢慢走动，最后再酌情外出散步。

（6）保持口腔清洁卫生，预防并发症发生：刷牙或漱口是保持口腔清洁常用的方法。

81. 手术后为什么要早期活动？

早期活动可以增加患者的肺活量，促进呼吸和肺扩张，可减少肺炎、肺不张的发生；促进血液循环，防止下肢静脉血栓形成；避免因肢体肌肉不活动而导致的肌肉萎缩；促进胃肠蠕动和排气，减轻腹胀和便秘；促进膀胱功能恢复，避免排尿困难；活动还可以增进患者食欲，利于身体康复。

手术后当天患者即可在床上进行深呼吸，四肢屈伸活动，在他人协助下翻身，次日可在他人的协助下床边扶坐，无不适可扶床站立，室内缓步行走。活动时要掌握循序渐进、劳逸结合的原则，逐渐增加活动范围和活动量。避免没有准备而突然站立。感觉头晕、心慌、出虚汗、极度倦怠时应及时休息，不可勉强活动。

82. 术后什么时候可以开始进食？

手术后饮食是否恰当关系到患者能否顺利恢复，手术后何时开始进食、何种饮食为宜，要根据患者具体情况而定。过早进食还有可能引起并发症，但进食过迟也是有害无益的。手术后进食时间应根据具体情况，如手术大小、麻醉方式和患者恢复情况决定开始进食时间。在局部麻醉下做的小手术，如手术后无明显恶心、呕吐、腹胀、腹痛等不适，手术后即可进食。腰麻和硬膜外麻醉患者在手术后6~8小时，可根据患者需要，给予饮食。全身麻醉患者，应待麻醉清醒，恶心、呕吐反应消失后，方可进食。

83. 术后饮食有哪些注意事项？

手术过后的饮食非常重要，稍有不慎不仅会影响患者的康复，还可能带来更多的损害，因此，手术后保持营养的均衡非常重要。外科手术过程中一般都有出血或组织液渗出，因此很可能会造成贫血及低蛋白质症，同时，疼痛、创伤及手术中的刺激会导致营养物质消耗的增加。所以手术后通过饮食保持营养均衡是术后伤口愈合、体质恢复所必需的。

在食物的选择上应注意保证食物的多样性。手术后要多进食营养价值比较高、清淡而又容易消化吸收的食物，尤其是优质动物蛋白质；其次是补充微量元素，尤其是锌与钾。锌是化学反应中的媒介，在促进蛋白（尤其是胶原蛋白）的合成中起重要作用；再次是各种维生素及纤维素的补充。它们可以增加抗感染的能力，而维生素A、维生素C、维生素E还可以促进伤口愈合；要避免食用猪油、动物内脏、鳗鱼，少吃肥肉及含胆固醇较高的海鱼等，还要避免烟、酒及浓茶等。

84. 什么是清流食、流食、半流食和软食？

清流食：又称清流质饮食，是一种限制较严格的流质饮食，包括水、米汤、稀藕粉、果汁、蛋花汤等。

流食：又称流质饮食，呈液体状态，包括稠米汤、牛奶、菜汁、豆浆、清鸡汤、清肉汤等。

半流食：又称半流质饮食，指食物呈一种半流质状态、纤维素含量少、容易咀嚼和消化、营养丰富的食物。半流质饮食有粥、面条、蒸鸡蛋羹、豆腐脑等。

软食：又称软质饮食，是指那类质软、粗硬纤维含量少、容易咀嚼和消化的食物。包括软米饭、馒头、包子、面条和各种粥类。肉类应剁碎，菜应切细。蛋类可用炒、煮和蒸等方法。水果应去皮，香蕉、橘子、猕猴桃等均可食用。

85. 哪些不良因素会影响癌症患者伤口愈合？

有人担心癌症患者许多天不能进食会影响伤口愈合，实际上影响伤口愈合的不良因素有很多，包括年龄（老年人伤口愈合速度慢）；伤口存在感染或污染；合并贫血（出血性及慢性）；营养状况（营养不良或肥胖、缺乏维生素A或维生素C，微量元素锌、铁或铜）；合并其他疾病（如肝硬化、血管性疾病、糖尿病、慢性肺病、尿毒症等）；药物史(特别是类固醇类和激素类药物)；放射线及化疗；缝合方法、引流、异物等；饮食调节情况(烟、酒、辛辣饮食)等。

86. 什么是下肢静脉血栓？

血液在腿部的静脉内不正常地凝结、阻塞管腔，导致静脉回流障碍，这就是下肢静脉血栓。由于患者手术时间长，术后患者需卧床，手术破坏了腹部一些血管，影响腿部静脉血回流到心脏等，这些都是造成下肢静脉血栓的原因。另外，还有一些原因容易导致下肢静脉血栓的形成，如恶性肿瘤、肥胖、血栓史、下肢静脉曲张、留置中心静脉导管等。

87. 下肢静脉血栓会有哪些表现？

一般可能出现的症状包括：①肿胀，发生血栓的一侧下肢可能会出现不同程度的水肿，有时水肿程度不严重，需要用卷尺测量才能发现；②疼痛或压痛（也就是在按压血栓部位时患者会感觉疼痛）；③静脉曲张，由于静脉血液回流受到阻碍，致使出现浅静脉曲张，一般发生在血栓形成后的1~2周。并非所有的患者出现下肢静脉血栓都会有明显、典型的症状。而根据静脉血栓发生在腿部静脉不同

88. 下肢静脉血栓对患者有什么危害?

下肢静脉血栓如不及时治疗或治疗不当，可致患肢功能完全或部分丧失而致残；如果发生栓子脱离原发部位，则可引起急性肺栓塞(PE)而危及生命。下肢静脉血栓应早预防、早发现、早治疗。

89. 有什么方法可以预防下肢静脉血栓吗?

目前预防下肢静脉血栓的方法包括机械性预防和药物预防。机械性预防包括：按摩下肢、穿弹力袜和间歇性压力泵等，主要是通过促进下肢的血液循环来预防下肢静脉血栓。药物预防是指通过应用一些抗凝的药物来预防下肢静脉血栓，比如注射低分子肝素。医护人员会根据患者发生静脉血栓的可能性来决定采取哪些方法。

90. 手术中及术后有必要穿弹力袜吗?

腿长型弹力袜手术创伤是下肢深静脉血栓形成的主要因素之一，手术后下肢深静脉血栓发病率可达10%~25%。下肢深静脉血栓可以引起患侧肢体的肿胀，但其更大的危害是容易引起肺动脉栓塞，阻塞了肺动脉主干或大的分支，可引起大面积肺梗塞，这是一种十分凶险的情况，患者常在数小时内死亡。因此，在西方发达国家，手术后预防下肢深静脉血栓形成已经成为常规内容。国外试验：把3000多例患者分成两组进行了对比研究，结果表明：手术后穿弹力袜的患者其下肢深静脉血栓形成的发病率仅5.6%，而不穿弹力袜的患者发病率可高达24%，由此可见，穿弹力袜有明显的预防下肢深静脉血栓形成的作用。所以对于肥胖患者以及具有高凝状态且要做手术的肺癌患者，应要求穿弹力袜。

91. 患者术后多长时间可以洗澡?

首先要看伤口的愈合情况，一般愈合良好，无红肿疼痛化脓等，拆线3~7天就可以洗澡了。洗澡时需注意水温适宜，不要用力揉搓伤口，伤口局部也不应浸泡时间过长，毕竟局部刚愈合伤口皮肤较薄，且长时间浸水容易引发感染，一般主张采用淋浴的方式，避免盆洗或泡澡。其次，要看患者身体恢复情况，毕竟洗澡需要患者能基本自理，体质弱的患者洗澡时需有人陪伴，且时间不宜过长。

92. 肺癌患者手术出院后需要注意什么？

（1）认真遵照医生的出院医嘱和注意事项，尤其是后续治疗的时间。一般来说，手术后的辅助放化疗在术后1~2个月内开始。

（2）预防感冒：因为刚做完手术时患感冒，可能导致病毒性肺炎。

（3）适量的运动：术后1~2个月是快速恢复期，适量的运动能促进恢复。运动的原则是以身体能承受为度，不要勉强，运动量应逐渐增加。

（4）警惕可能出现的远期并发症：如果出院恢复期出现中－重度发热（超过38.5℃），或较明显地咳痰，或痰液有臭味，或有明显的气短等情况要和手术医生联系，回到医院做检查。

（5）定时回医院复查：手术后如果没有后续放化疗的患者，通常要求第一年内每3个月复查一次，第二到第三年每半年复查1次，三年后可以每一年复查1次。

93. 手术后为什么会有胸腔积液？

手术切除部分肺后胸腔就有部分空腔，有空腔就会有液体来填充，这就是胸腔积液（胸水）。另外，由于手术中胸膜受到损伤，在术后早期也会产生胸腔积液。术后胸腔会逐渐塌陷一点，但剩下的未被切除的肺会代偿，逐渐膨大，因切除肺叶所腾出来的空腔就会渐渐变小，胸腔积液也就慢慢被吸收、减少。

术后胸腔积液并不一定代表肿瘤进展，可以请医生检查并解答。

94. 肺癌手术后还应该进行哪些治疗？什么时候开始？

术后选择合适的治疗方案应结合患者的病期、病理类型、有无并发疾病、年龄以及个人意愿等因素综合考虑后再制定治疗方案的细节。

肺癌是一种全身性疾病，不是单纯的肺部疾病。非小细胞肺癌患者手术治疗只是综合治疗的一部分，大多数肺癌患者手术后都需要辅助化疗。一般而言，只要没有特殊情况，手术后4~6周（国外术后8~9周）可以开始辅助化疗。

对于手术切除的组织标本中发现有纵隔淋巴结转移，或手术切缘见肿瘤残存的患者，只进行辅助化疗是不够的，还需要辅助放疗的帮助。研究发现这部分患者可以从辅助放疗中获益。但对于没有纵隔淋巴结转移，或手术切缘未见有肿瘤的患者来说，放疗并没有带来益处，无须每个患者都做放疗。

患者做完每一个阶段的治疗都不要忘记向大夫咨询是否需要下一步治疗。

（三）放射治疗

95. 什么是放射治疗？

简单来说，放射治疗就是利用放射线能杀死肿瘤细胞的基本原理来治疗肿瘤。目前，用来治疗肿瘤的放射线主要有高能量的 X 射线、高能量的电子射线（β 射线）以及最常用来做近距离治疗的伽马射线（γ 射线）。这些射线进入到肿瘤内通过损伤肿瘤细胞核内的 DNA，导致肿瘤细胞死亡，从而达到治疗肿瘤的目的。

96. 放疗和核辐射有关系吗？

放射治疗的射线和核辐射完全是两码事，首先它的辐射源与核电站或原子弹的不一样；其次，医疗上的放射线和放射源都是可控的，它的储存、应用都有严格的管理制度保证安全，不会对患者、操作人员以及公众产生类似核辐射的危险。此外，目前大多数肿瘤治疗中心应用的放射治疗外照射机器都是直线加速器，只有在接通电源的情况下才产生射线，而且这些射线受到非常好的控制，操作人员、公众都是非常安全的。当然，在需要接触这些射线时，操作人员会告诉患者如何进行必要的防护。所以，大可不必在医生告知需要进行放射治疗时而感到紧张和害怕。

97. 常规放射治疗技术指的是什么？存在哪些问题？

常规放射治疗技术又称二维放射治疗技术，这种技术较为简单，直线加速器对其所产生的X射线的调控通过一对或两对准直器来实现，照射范围只能进行长和宽的调节，也就是说只能产生不同大小的长方形和（或）正方形照射野。从临床实践结果来看，常规放射治疗技术可以治疗肿瘤，但是在杀灭肿瘤的同时大量的正常组织也受到损害，导致了相应的放疗并发症，有些放疗晚期并发症甚至非常严重，对患者生活质量的影响比较大。同时，由于肿瘤形状的不规则与正常组织有重叠，为了避免产生不能接受的并发症，有时不得不减少照射剂量，致使肿瘤组织无法获得足够的照射剂量而导致肿瘤局部控制率下降以及增加照射后肿瘤复发率。

98. 什么是调强放射治疗技术？

近些年新开发的调强放射治疗技术能够解决对肿瘤照射剂量的要求及保护正常组织。调强放射治疗需要用高级计算机来控制加速器的多叶光栅中的每一个叶片，在治疗过程中，这些多叶光栅的叶片可以独立运动。在完成一次治疗之后，可以同时给予不同区域所需要的不同剂量，这就是剂量强度调节，简称调强，适形在这个技术中是基本条件。有了能够做调强适形放疗的加速器，还需要解决照射野方向的问题，这需要功能强大的计算机计划系统从各个方向上去计算，从中挑出最好的照射野方向，这叫逆向调强放射治疗计划。也就是说，我们先确定肿瘤治疗的剂量，让计算机帮我们选择治疗的最佳照射野的方向以及各个方向上最佳的剂量。由此可以看出，调强放射治疗技术比三维适形放射治疗技术要求更高，肿瘤所接受的照射剂量分布更加适形，更容易得到足够的控制剂量，同时对正常组织保护也更好，患者获益也更多。

99. 什么样的患者不能耐受放疗？

在以下两种情况下医生会认为患者不能耐受根治性放射治疗：患者的自身情况差，体能状况评分小于60分；患者伴有严重的内科疾病，而且疾病本身比肿瘤对生命更具有威胁时，比如严重的心、脑血管疾病等。

100. 放疗适合治疗哪些肺癌患者？

经过近几十年放射治疗理论和技术的迅速发展，目前放射治疗已经在肺癌的治疗中占有非常重要的地位。具体如下：早期无法手术、拒绝手术的患者行立体定向放疗——目前已经有多项研究表明：长期生存率和局控率不劣于手术治疗；已手术的非小细胞肺癌患者如有以下情况：肿物累及胸壁、术后病理证实切缘阳性、有多枚纵隔淋巴结转移以及N1根治术后伴有预后不良因素患者的术后放疗；局部晚期非小细胞肺癌患者；局限期小细胞肺癌患者以及全身情况控制良好的广泛期小细胞肺癌患者；合并脑转移、骨转移等晚期肺癌患者的姑息性放疗。

101. 什么是术前放疗或术前同步放化疗？

有一部分肿瘤体积较大（通常称局部晚期），有些肿瘤的生长部位影响手术实施，尽管手术能够切下来，但往往会出现手切缘离肿瘤的安全距离不够，或者是组织缺损非常大，严重影响患者的美容、外观及重要功能，如说话、吞咽食物、看东西等。对于这些情况肿瘤综合治疗组会提出讨论，利用放射治疗能够使肿瘤缩小甚至根治肿瘤，先行放射治疗，以缩小肿瘤，提高手术切除率。放射治疗能够降低肿瘤细胞活性，减少手术中肿瘤细胞种植的概率，提高生存率，提高器官功能保全概率的效果。

近些年，化疗的作用在某些肿瘤中得到重新认识和评估，如对于肺癌术前同步化疗比单纯术前放疗可能更好些。是否实施术前放疗或术前同步放化疗需要视具体肿瘤情况而决定。

102. 小细胞肺癌什么时候开始放疗？

放疗对于小细胞肺癌患者的帮助主要应用于局限期患者。局限期小细胞肺癌是指病变局限在一侧胸腔内。主要治疗方式是放化疗联合治疗，首选同步放化疗。但对于病变范围较大，而不能直接做放疗的情况下，可以先行1~2个周期化疗，待肿瘤获得一定程度缩小后再进行同步放化疗，以尽可能降低放疗对正常组织的照射剂量，减少毒性反应。目前研究认为，在患者一般情况允许下，放疗加入综合治疗越早对小细胞肺癌患者越有利。对于广泛期小细胞肺癌患者，放疗的加入时机不能一概而论，需要根据患者化疗后的疗效情况判定。

103. 为什么部分小细胞肺癌还需要预防性脑放疗？

预防脑照射简称PCI，主要适用于小细胞肺癌。预防性脑放疗的原因是：目前较强证据显示该组人群放化疗结束后接受PCI能够降低脑转移的风险，并且能够延长生存时间。小细胞肺癌PCI的适用人群为治疗后肿瘤完全消失或者缩小30%以上的小细胞肺癌的患者，通常PCI需3周时间。对于非小细胞肺癌，PCI的研究正在进行中，尚无肯定结论。

104. 放疗过程中会出现哪些身体反应？

放射治疗过程中身体出现的反应有全身和照射局部反应两种。全身反应包括恶心、食欲下降、疲乏，有时候会出现血象的下降。局部反应则与照射部位有关，如照射部位的皮肤反应。因具体病变、照射范围、患者身体情况不同，出现的局部反应、轻重程度也不相同，不能一概而论。如照射胸部可能会导致肺炎、气管炎、食管炎等并发疾病的发生。

105. 放疗中营养支持为什么特别重要？放疗中什么食物不能吃？

放射治疗时间长，受到照射的组织较多，如胸部肿瘤放疗时会出现食管炎等症状。同时，放射治疗的全身反应还有食欲下降，这种情况下患者吃不下饭，导致营养不佳。营养不够的危害非常大，主要表现在由于进食减少，营养不足，身体合成红细胞、血红蛋白的原料减少，出现贫血；贫血会引起血液运送氧气的能力下降，肿瘤会因此而缺氧，而缺氧的肿瘤细胞对放射线非常抗拒，从而影响疗效；由于营养欠佳，身体抵抗力下降，易感染、感冒等，这甚至需要中断放疗而影响疗效；身体抵抗力和免疫力下降后，抵御肿瘤细胞侵袭的能力下降，容易出现远处转移，总体治疗效果下降；由于营养不良，会出现体重下降，造成肿瘤与周围健康的组织的相对关系发生改变，导致肿瘤和正常组织的放疗剂量与事先计划的剂量不一致，从而造成肿瘤控制率下降或正常组织损伤加重。因此，接受放射治疗的患者在治疗过程中以及治疗后一段时间（急性反应恢复期）的营养支持非常重要，患者一定要克服困难，尽可能保持体重。

放疗过程中，对食物的种类没有特殊要求，以高蛋白、易消化和易吸收的食物为主，一般忌食辛辣食物。对胸部肿瘤患者，食物要求软，不宜吃带骨和坚硬食物，以免损伤口腔或食管黏膜，加重放疗反应等。

106. 置入营养管影响放疗吗？

通常情况下置入的营养管对放疗的疗效没有影响，而且由于置入了营养管，营养供应得到了保证，患者身体情况会改善，抵抗力会增强，有提高疗效的作用。

107. 放疗期间白细胞减少需要停止治疗吗？

放疗期间白细胞下降的情况比较常见，但多数患者白细胞下降的程度都比较轻微，而且下降过程也比较缓慢，对治疗的影响较小。还有些患者在放疗前或者放疗期间同时接受化疗，这种情况下对血象影响较大，有时会出现Ⅲ~Ⅳ度的骨髓抑制，白细胞数会减少到很低。这种情况下，医生会给予药物治疗，患者也要加强营养供给，尽快恢复白细胞/血小板的水平，纠正贫血状况。如果血液学毒性达到Ⅳ级应该停止放疗，并使血象尽快恢复，同时避免感染。

108. 接受放疗期间能和亲人接触吗？

肿瘤不是传染病，不会传染给周围的人。体外照射的放射线以及后装放疗的放射线不会在患者体内存留，也不会发生辐射污染。接受放疗的患者可以和亲人接触，而且与亲人在一起会让患者感受到亲情，充满温暖，增加战胜疾病的信心。

109. 什么是放射性肺损伤？

放射性肺损伤是胸部肿瘤放疗常见并发症之一，发生率为30%~37%，如果包含有影像学等征象而且无明显临床表现者，这一比例可高达39%~95%（平均73%）。放射性肺损伤包括放射性间质性肺炎及后期发生的放射性肺纤维化。诊断依据包括：有接受放射性治疗的病史，发热、咳嗽、胸闷等临床表现，可伴发放射性食管炎、皮肤及肋骨的损伤，胸部影像学的异常表现。

110. 如何治疗放射性肺炎？

（1）吸氧、祛痰、应用支气管扩张剂。

（2）应用肾上腺皮质激素：泼尼松（强的松）每天30~60mg，2~4周减量。

（3）可酌情应用抗生素。

（4）阻止肺纤维化形成。

（5）中医中药治疗：宜益气养阴，清热解毒，宣肺止嗽，活血化瘀。

111. 什么是放射性食管炎？

放射性食管炎常发生于肺癌及纵隔等胸部恶性肿瘤的放疗过程中或之后，可引起食管神经肌肉的损伤，导致食管的蠕动减弱、甚至消失。放射线量越大，食管损伤会越明显。

放射线本身的电离作用可使食管上皮细胞损伤、坏死，食管蠕动的减慢，有害物质通过食管时间延长，加重了食管损伤；放疗还可引起机体白细胞减少，机体免疫力减低，从而引起食管感染，出现食管的炎症性改变。

一般来讲，放射性食管炎会有以下典型的症状：咽下疼痛或胸骨后疼痛，常于放疗后1周或数周内出现，一般症状较轻；严重者可出现胸部剧痛、发热、呛咳、呼吸困难、呕吐、呕血等。

112. 如何处理放射性食管炎？

放射性食管炎是指由于放射性对于食管黏膜的损伤而正常组织没有完全修复，而导致患者出现以吞咽不顺、吞咽疼痛甚至完全无法进食为主要症状的并发疾病。在放疗最初、放疗20Gy剂量、放疗40Gy以及放疗后程都会出现。

轻度吞咽不顺的患者可以口服润喉片，饮用清热解毒的胖大海、金银花、冰糖等混合冲剂。重度影响进食，患者需要在医生指导下完成相关药物治疗。

放射性食管反应绝大部分在放疗结束后3周可缓解。

113. 照射区域皮肤会有哪些变化？

放疗期间，照射区皮肤因射线影响会出现一定的放疗反应。其反应程度与照射剂量、照射面积、部位等因素有关。一般在放疗开始2~3周出现,接受治疗范围的皮肤会变红,像暴晒后反应一样,皮肤出现干燥、发痒、轻微红斑、毛发脱落等情况。随着放疗继续,症状会逐渐加重,如色素沉着、干性脱皮、红斑区域皮肤疼痛,部分患者发展为皮肤皱褶处出现湿性脱皮。不过,患者不用担心,在放疗开始前医生和护士会介绍照射区皮肤保护的相关知识。

114. 放疗期间如何保护患者的皮肤?

放疗期间可通过以下几个方面保护好照射野皮肤:要保持照射野皮肤清洁、干燥,减少物理及化学性的刺激;可用清水温和的清洗;避免用碱性肥皂,更不能按摩和用力揉搓;避免使用酒精、碘酒、胶布及化妆品;避免冷、热的刺激;充分暴露照射部位的皮肤,不要覆盖或包扎,如出现瘙痒不要抓挠,避免人为因素加重反应程度。当皮肤出现脱皮或结痂时,请不要剥离;剃毛发时使用电动剃须刀,避免造成局部损伤。

115. 放疗期间患者能洗澡吗?有哪些注意事项?

放疗期间患者可以洗澡。应使用比较温和的沐浴液,并注意保护好医生在患者皮肤上画的标记,标记线会随着时间逐渐变淡,尤其在夏天,更容易变的不清楚。患者在洗澡前先看看标记线是否清楚,如果不清楚应先找医生重新画一下再洗澡。洗澡时动作要轻柔,不要用力揉搓放疗区域的皮肤,水温不宜过高。

116. 放疗期间患者应如何穿着?

放疗期间建议患者穿柔软宽松、吸湿性强的纯棉类内衣;避免穿着粗糙及化纤类衣物,以减少照射区域皮肤的摩擦和刺激。

颈部接受放疗最好穿无领开衫,便于穿脱;勿穿立领衬衫,男士不宜打领带,以减少颈部皮肤摩擦刺激。

因照射区皮肤非常敏感,应避免强烈的阳光暴晒及冷风吹袭,患者在外出时注意防晒(遮阳伞)和保暖(柔软围巾)。

总之,放射治疗后皮肤会比以前脆弱得多,需要长期特别呵护。

117. 放疗会引起脱发吗?

头颈部接受放疗,其范围内的毛发会发生脱落,通常在治疗开始2个星期后逐渐出现,大部分脱发只是暂时的。患者不用担心,一般治疗结束后2~3个月毛发会逐渐长出。

118. 有糖尿病的患者会增加放疗的风险吗?

糖尿病是一种常见病,一般不会影响放疗疗效。首先,糖尿病是能控制的,有些患者患糖尿病多年,但一直控制得很好。即使是刚刚诊断的糖尿病,也有办法把血糖控制在正常范围内。

伴有糖尿病患者的正常组织对放疗较为敏感,放疗反应可能会稍微重一些。医生在治疗过程中会密切关注患者的反应,给予积极的处理,保障患者能够顺利完成治疗。

有血糖仪的患者可以增加监测血糖的频率,及时了解血糖控制情况,并告诉医生,协助控制好血糖。

119. 放疗后的日常生活需要注意什么?

肿瘤患者接受治疗后的日常生活中应注意以下几点:

(1)保持良好的心态和积极的生活态度,相信自己能够康复和彻底战胜肿瘤。

(2)保持良好的生活习惯,正常作息,不过度疲劳。

(3)坚持适当锻炼,强度以不感到疲劳为原则。

(4)加强功能锻炼。

(5)定期到医院进行复查。

120. 放疗中为什么要进行中期疗效评价?

肿瘤放射治疗的疗效与几种因素有关,第一是肿瘤本身的因素,比如肿瘤病程的早晚、肿瘤生长方式、破坏了哪些结构,与重要组织(如脑干、脊髓、眼睛、视神经等)的关系以及肿瘤对放射治疗和化学治疗的敏感性等;第二是患者因素,患者的身体强壮与否、年龄、有没有合并症、能不能耐受放射治疗等;第三是治疗相关因素，比如治疗的位置是否准确、剂量是否足，放射治疗是否有调整的可能。

对患者来说，第一、第二以及第三种因素的前部分基本上是固定的。放射治疗有三个主要影响疗效的因素，即总剂量（控制肿瘤需要的剂量）、分次剂量（每天照射的剂量）和总的治疗时间（治疗天数）。他们的关系是总剂量 = 分次剂量 × 治疗天数。从这个关系来看，如果总剂量确定了，其余两个因素中只要有一个变了，另一个就会跟着改变。总剂量与肿瘤的期别、大小（体积）有关，通常在治疗前会确定好。一般来讲，对放射抗拒的肿瘤，分次剂量大一点效果较好，当然不能无限大，太大了会伤及周围正常组织。

怎样判断肿瘤对放射治疗抗拒或是敏感，现在还没有绝对准确的办法在治疗前就测定出肿瘤对放射是否敏感，有些方法可以提供些参考。肿瘤治疗了一段时间后，根据肿瘤缩小的情况可以帮助我们判断是否敏感，为了保证放疗方案可行，在放射治疗4~5周时进行中期复查就显得非常重要了，中期检查可以帮助确定患者是否需要调整单次剂量，甚至能预测治疗结束时是否有肿瘤残存的可能，是否需要增加照射剂量。

还有一种情况，肿瘤在治疗前非常大，而且对放射治疗比较敏感，这些变化从每周一次的体格检查中能够初步看出来，这种情况更有必要进行中期疗效评价，甚至更早些时候的疗效评价。根据具体情况做适当调整，有助于更加准确地照射肿瘤，更好地保护正常组织，使患者获得到更好的疗效和提高的生活质量。

121. 放疗后如何复查？

肿瘤患者接受放疗后须要定期复查，其具体要求是：一般在放疗后1个月复查，观察肿瘤缓解情况和正常组织恢复情况，以后2年内每3个月复查一次，2年以后每半年复查一次，5年以后每1年复查一次。有复发征兆或异常情况出现时，应及时到医院进行复查。

复查的项目与治疗时的检查项目基本一致，有特殊提示时会给予一些特殊的检查。

（四）内科治疗

122. 什么是化疗？

化疗是化学药物治疗的简称，是用化学合成药物治疗肿瘤及某些自身免疫性疾病的主要方法之一。化疗药物有较大的不良反应，好似中医的"以毒攻毒"。这类药物主要基于肿瘤细胞较正常细胞增殖更快的特点，通过直接破坏肿瘤细胞的结构或阻断细胞增殖过程中所需的物质来达到杀伤肿瘤细胞的目的。故而不仅对肿瘤组织，对正常细胞和机体免疫功能等也有一定程度的损伤，可导致机体出现不良反应。

123. 抗肿瘤化疗药物有哪几类？

按照作用机制抗肿瘤化疗药物通常分为六大类：

（1）烷化剂类：此类药物作用于细胞的DNA，导致肿瘤细胞死亡。如氮芥、卡莫司汀（卡氮芥）、环磷酰胺、白消安（马利兰）、洛莫司汀（环己亚硝脲）等。

（2）抗代谢类：此类药物对核酸代谢物与酶结合反应有相互竞争作用，通过影响与阻断核酸的合成，进而导致肿瘤细胞死亡，如氟尿嘧啶、甲氨蝶呤、阿糖胞苷、巯基嘌呤等。

（3）抗生素类：有抗肿瘤作用的抗生素类药物，如放线菌素D、丝裂霉素、博来霉素、多柔比星（阿霉素）、平阳霉素等。

（4）生物碱类：主要通过干扰细胞内纺锤体的形成，使细胞停留在有丝分裂中期，如长春新碱、长春碱、羟基树碱等。

（5）激素类：能改变内环境，进而影响肿瘤生长，有的能增强机体对肿瘤侵害的抵抗力。常用的激素类抗肿瘤药物有他莫昔芬（三苯氧胺）、雌激素、黄体酮、雄激素、甲状腺素、地塞米松等。

（6）其他：不属于以上诸类，如甲基苄肼、羟基脲、顺铂、卡铂等。

124. 应该如何选择进口药物和国产药物？

进口药物和国产药物都是经过国家药监局批准的正规药物，只要是同一种药物，其成分是一样的，理论上起的作用也应该是一样的。在仿制药品用于临床前，有关部门会做试验比较国产药物与进口药物的疗效与不良反应，理论上没有明显差别，否则就不会被相关部门批准在国内使用。经常发现患者或家属给予进口药物特别的含义，究竟怎么选择患者有很大的发言权，可根据自己经济状况或其他因素来选择。

125. 医生建议化疗，是否就说明癌症已经到晚期了？

肺癌患者不论早期或者晚期，都有可能从化疗中获益，延长生存时间甚至是治愈。有研究明确指出：化疗可以降低非小细胞肺癌患者的术后复发风险。但是，化疗在何时进行是有讲究的，并非所有的肺癌患者一开始就需要化疗。有的需要在手术前化疗，有的需要在手术后化疗，所以说接受化疗并不代表患者已经到了晚期。

126. 化疗是天天做吗？化疗周期是指1周吗？

化疗周期的长短一般是根据化疗药物的药代动力学特点和肿瘤细胞的增殖周期，根据药物毒副作用及人体恢复规律来决定的，从给化疗药的第1天算起，至第21天或28天，即 3~4周称之为1个周期，而不是指1周。

医生说的1个周期包括了用药的时间和休息时间，而且在1个周期中不是每天都用化疗药，大部分化疗药物在每21天或者28天的周期里只有3~8天在用，不论什么样的治疗方案，每个周期都会包括休息时间。

127. 什么是新辅助化疗？

新辅助化疗是指在实施局部治疗方法（如手术或放疗）前所做的全身化疗，目的是使肿块缩小、及早杀灭看不见的转移细胞，以利于后续的手术等治疗。新辅助化疗通常用于某些局部晚期肿瘤患者，希望先通过化疗使肿瘤缩小，再通过手术或放疗等治疗方法治疗肿瘤。这种治疗方法用于非小细胞肺癌等治疗有成功的例子。但新辅助化疗也有风险，有些患者接受新辅助化疗的效果并不好，可能会因为病变增大或体质下降而因此失去手术切除肿瘤的机会。

128. 新辅助化疗后患者什么时候可以接受手术治疗？

接受新辅助化疗后的患者能否进行手术治疗，需要重新通过影像学的一系列检查评估之后再确定。如果外科医生认为有手术可能性，需待患者血象恢复正常后，即通常在新辅助化疗结束后的第3~4周进行手术治疗。如果采用抗血管生成的新辅助靶向治疗（如使用贝伐单抗），则通常需要在停止靶向治疗后至少6周才能进行手术治疗，目的是减少术中出血，避免术后伤口不愈合。

129. 什么是术后辅助化疗？

即使接受了根治性切除手术，甚至是扩大切除手术，术后仍有可能会出现肿瘤复发或转移，目前认为这部分患者在原发肿瘤未治疗前就已有肿瘤细胞播散于全身，其中大多数肿瘤细胞被机体免疫系统消灭，但仍有少数肿瘤细胞残留于体内，在一定环境条件下会重新生长，成为复发根源。因此，在手术或放疗消除局部病灶后，若配合全身化疗，就有可能消灭体内残存的肿瘤细胞。这种在根治性手术后进行的化疗叫辅助化疗。目的是杀灭看不见的微转移病灶，减少复发或转移，提高治愈率，延长生存期。是否需要进行辅助化疗主要根据原发肿瘤的大小和淋巴结是否转移，以及是否存在复发或转移的高危因素（如肿瘤分化差、有脉管瘤栓等）来决定。不同类型肿瘤的标准不尽相同，部分患者辅助化疗后还可能需要放疗。

130. 手术后多长时间开始进行化疗比较合适？

术后化疗的时机主要取决于患者手术后恢复的快慢。由于手术恢复需要较长时间，肺癌患者也可在手术后4~6周开始化疗，国外一般在术后8~9周才开始；研究发现即使10周后开始也是可以接受的。但如果间隔时间太长，辅助化疗的意义就不大了。如果肺癌患者术后身体状况较差，体力恢复不佳，每天休息时间超过12小时，生活大多靠别人照顾等，就不适合进行辅助化疗；有较严重并发疾病的患者也不太适合辅助化疗，因为这样的患者术后辅助化疗可能会增加非肿瘤死亡率。

131. 什么是一线化疗？什么是二线化疗？

第一次治疗采用化学治疗，那么化疗就被称之为一线化疗，一线化疗方案往往是经过长时间的临床研究证实对大多数患者来说疗效最好、可以重复、毒副反应相对能耐受、价格也能够接受的性价比最高的化疗方案。但没有一个药物或治疗方法是永远有效的，几个周期一线化疗后如果无效就不能再用这个治疗方案了，不换就不符合逻辑。改换的另一种化疗方案叫二线化疗方案。多数情况下，一线化疗的效果要好于二线化疗。

132. 晚期肺癌患者化疗需要做几个周期?

晚期肿瘤患者是指出现远处转移的患者，晚期肿瘤不等于没有办法治疗。我们对晚期肿瘤治疗的主要目的是延长患者的生存时间、提高患者的生活质量。小细胞肺癌与非小细胞肺癌患者可以通过化疗延长生存时间，但不同类型的肺癌治疗的周期数是不一样的，对非小细胞肺癌大多数需要4~6个治疗周期。近来又引入了维持治疗方法，即4~6个周期后如果病情没有进展就可以开始维持治疗，一直进行到病情出现进展或出现不能耐受的不良反应为止。小细胞肺癌化疗总体为4~6个周期，小细胞肺癌尚没有维持治疗的用法。患者能够承受治疗的程度因人而异，应该与医生进行探讨，做好心理准备，配合治疗，争取达到最佳治疗效果。

133. 化疗时应注意哪些内容?

使用化疗药物前、中、后患者应该注意的问题很多。要积极配合医生的安排，争取获得最大的治疗效果，并将不良反应控制在可以接受的范围之内。一般来讲化疗前患者不应熬夜，宜早休息。另外，用化疗药物的同时还要求同时服用另外一些药物，如抗过敏药、防水钠潴留（水肿）药物等，防止出现严重不良反应的药物。化疗期间应进食一些富含营养、又易于消化且富含纤维素的食物，还要经常和医生沟通，询问注意事项。

134. 有必要做深静脉置管化疗吗?

随着化疗次数的增加，几乎所有患者都会出现输过液的血管颜色发暗，血管周围皮肤颜色变深，这是由于末梢血管的位置表浅、管径细小、血流速度缓慢，化疗药物反复多次经外周血管给药，使得化疗药物长时间停留局部刺激血管壁，使得血管壁变硬、弹性变差，这种情况下容易发生化疗药物的渗漏，腐蚀皮肤和周围组织，使血管及周围组织出现炎性疼痛，甚至坏死。这种损伤恢复极慢，容易影响和延误治疗，增加患者的痛苦。因此，近几年来，深静脉置管广泛应用于肿瘤患者的化疗给药。

常用的深静脉置管有锁骨下静脉、外周血管置入中心静脉导管（PICC）经上腔静脉给药和股静脉置管从下腔静脉给药。这些大静脉管腔大、血液流动快，可以迅速地将化疗药物带入血液循环，对血管刺激损伤相对较小。当然在置管的过程中还是会出现一些问题，比如导管的有效维护、防止导管堵塞的通管以及长期放置导管可能引发的不良后果等问题。所以在选择输液方式之前，患者一定要与主管医生充分沟通，采取最适合的输液方式。

135. 化疗过程中会出现哪些不良反应？

化疗过程中常见不良反应包括：胃肠道反应（恶心、呕吐）、血液毒性（白细胞和血小板减少、贫血）、肝肾毒性（肝、肾功能异常）、神经毒性（手脚麻木、耳鸣）、皮肤毒性（脱发、脱皮、皮疹、脓疱）、心脏毒性（心慌、心律失常、心绞痛）和乏力等。

136. 是不是化疗的副作用越大疗效越好？

只要做化疗，其毒副反应几乎不可避免，但不能根据化疗毒副反应的程度来判断化疗效果。并不是化疗反应越大效果越好，也不是化疗毒副反应轻就没有效果。化疗成功与否，在很大程度上取决于如何解决好疗效与毒副反应之间的关系。不同的个体对药物的吸收、分布、代谢、排泄可能有差异，需要对不同个体进行密切观察与监测。这不意味着为了追求疗效就可以无止境的增加药物剂量，在剂量增加的同时毒副作用也在增加，在患者可以耐受的毒副反应前提下的最大剂量才是保证疗效的理想境界。

137. 放、化疗期间及之后为什么要频繁查血象？

放、化疗对患者骨髓造血功能有影响，因此，肿瘤患者在接受放、化疗之前一定要进行血液常规检查，以确定是否能够进行放、化疗。若白细胞、血小板太低，是不能进行放、化疗的，如果在白细胞、血小板较低时进行放、化疗，药物抑制骨髓的造血功能，使得白细胞、血小板进一步降低，这样很容易使患者免疫力下降，易发生感染，或者因血小板太低造成出血等危险情况。在放、化疗期间以及结束后也要定期复查血液常规检查，以监测患者骨髓造血状态。有的患者在放、化疗结束时查血常规可能是正常的或者稍低，不需要进一步治疗，但是一般的化疗药物或者放疗的射线还会有后期效应，这些效应并不能完全在治疗期间显现，在治疗结束后还会继续影响骨髓的造血功能，使得白细胞、血小板进一步降低，骨髓抑制往往出现在化疗的第10~14天，约21天时恢复。所以需要定期复查血常规，以便及时发现问题，及时给予相应的治疗，防止危险情况的发生。

138. 如何减轻化疗期间的不良反应？

化疗后患者身体会出现不同程度的反应，主观感觉主要表现为恶心、呕吐、食欲下降、明显的乏力、口腔溃疡、皮疹、脱发等。出现骨髓抑制，还会出现白细胞、血小板、血红蛋白的降低。

目前已经研究开发了很多解决以上问题的药物，可以用止吐药物解决恶心、呕吐问题；用漱口液或使用粒细胞-巨噬细胞集落刺激因子（GM-CSF，一种升白细胞药）漱口治疗口腔溃疡；如果出现骨髓抑制，使用粒细胞集落刺激因子提升白细胞，用白细胞介素或重组人血小板生成素提高血小板数量水平。当然这种升血药物本身也会产生不良反应，使用升血药后，如出现发热、骨及关节痛等。化疗后脱发问题比较令人关注，特别是女性患者，国外用冰帽来保护头发，尽量避免严重的头发脱落，但效果并不令人满意。患者应该多了解这方面的知识，积极地处理不良反应，防止出现严重不良反应而延误后面的治疗。

139. 化疗后患者发生呕吐该怎么办？

呕吐是肿瘤患者对化疗药物常见的不良反应，以往没有有效的止吐药物，所以化疗后呕吐明显。据老医生们讲，很多年前经常见到患者化疗后抱着脸盆吐。呕吐的机制被搞清楚后，已开发了很多有效的止吐药，这些药物极大地缓解了患者的消化道反应，已经很少看到因为长期呕吐不能坚持化疗的患者。止吐药物大多经静脉使用，也有口服的，两者可以结合使用。如果止吐效果仍不理想，还可以使用针对延迟性呕吐的药物治疗。但是这些止吐药物也有其自己的不良反应，如便秘、腹胀等。

140. 化疗后大便干燥该怎么办？

一些患者化疗后会出现大便干燥，主要的原因可能是用了止吐药物。止吐药可以抑制化疗后的恶心和呕吐，但是止吐药物本身还有副作用，就是便秘和腹胀等。药物性的便秘只要不严重，待化疗停止后就会逐渐恢复。如果便秘非常严重就应该在医生指导下使用一些通便药，或使用开塞露等外用药解决问题。还应该注意化疗期间饮食应富含纤维素，以创造正常的胃肠环境。

141. 化疗后手脚麻木怎么办？

化疗后有的患者会出现手指和脚趾麻木，这种现象多见于接受了具有神经毒性的药物治疗后。具有神经毒性的药物有长春新碱、长春花碱、长春瑞滨、长春地辛、紫杉醇、多西他赛、奥沙利铂、顺铂等。患者出现神经毒性后首先应告知经治医生，医生会对不良反应进行评估，然后按照副作用的严重程度为患者调整或修订治疗方案。对可耐受的轻度手指和脚趾麻木可以不予调整，当不良反应超过一定限度就应该调整，应减少或停止使用这些药物。针对手指和脚趾麻木的副作用，还可以用一些相关的营养神经的药物。神经的恢复时间较长，疗效也常常不令人满意，还是要尽量预防才能避免出现严重的神经毒性。

142. 肿瘤患者输血有哪些风险？

目前，我国各级医疗机构为患者输血所提供的血液，是经过供血机构按国家规定采用的合格试剂进行了严格的检测。受当前科技水平的限制，输血治疗仍难以避免因输血所致的各种传染性疾病和不良反应而存在一定风险，主要包括溶血反应；非溶血性发热反应；过敏反应；感染病毒性肝炎、艾滋病、梅毒等；感染巨细胞病毒、EB病毒、疟疾等；输血相关移植物抗宿主病；输血相关急性肺损伤；循环负荷过重；血液输注无效等。另外，肿瘤患者输注红细胞可能对机体的免疫系统产生一定抑制，从而加速肿瘤的复发与转移。

143. 化疗中出现贫血应如何处理？患者应注意哪些问题？

血液中的红细胞为全身各组织器官提供氧气，当红细胞太少而不能向组织提供足够的氧气时心脏就会更加努力地工作，患者会感到心脏搏动很快，贫血患者会感到气短、眩晕、眼花和明显的乏力等。根据贫血程度的不同，医生会给予重组人促红细胞生成素、口服铁剂、维生素，甚至输注红细胞悬液以加快贫血的纠正。

在药物治疗的同时，也需要患者保证足够的休息、减少活动、摄入足够的热量（热量可以维持体重，补充蛋白质可帮助修复治疗对机体的损伤）、缓慢坐下与起立。

144. 化疗后患者为什么会掉头发？该怎么办？

化疗药物进入体内后会抑制组织的生长，在我们的机体内生长最为旺盛的组织最容易被抑制，而这些旺盛的组织常见于骨髓、胃肠道黏膜等，发根也是一个生长极为旺盛的部位，因此也容易被化疗药物所抑制。化疗后一旦发根被抑制就会掉头发，有的人掉得更加明显，甚至眉毛、胡须及其他体毛都掉光。但是当化疗结束后这些抑制毛发生长的因素就逐渐淡出了，毛发的发根又会逐渐恢复生长，个别患者重新长出的头发还是卷发，但时间久了还是会变成直发。在医院里，化疗后脱发的现象十分常见，不会招致惊异的目光，但在其他场合，患者可能会因脱发感到尴尬，除他人对患者的注视外，也有患者过多的自我暗示。解决这个问题不难，可以到商店去购买假发。戴假发不光是患者的专利，也是很多人

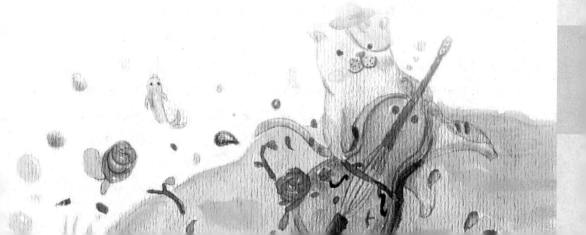

治疗篇

的爱好。患者可以随心挑选中意的假发，体会平时不曾尝试的新奇体验。当然随着科技的进步，有些治疗药物已经有所改进，我们相信治疗后掉头发的现象会逐渐得以改善。

145. 化疗期间为什么要多喝水？

肿瘤患者化疗期间出现恶心、呕吐、食欲缺乏时，很容易造成水分摄入不足。如果再加上频繁呕吐还会导致脱水。多喝水有助于补充身体所需，减轻呕吐等造成的脱水；另一方面，促使残留药物排出，减少对胃肠道、肾和膀胱的毒性。对肿瘤患者来说，化疗多少都会带来一些不舒服和副反应，如果在合理治疗和饮食调理的基础上多喝水（包括果汁、清汤等），将有助于药物的排出，降低副反应。

化疗期间每天应喝水1000~2000毫升，以保证足够的尿量。当然，一些患有心脏病、肾功能不全、胃肠道疾病等不能耐受多饮水的患者，就不要采取这种方法，可通过药物调整减少毒副作用。另外，为减轻化疗期间的胃肠道反应，如食欲减退、恶心、呕吐或腹泻等，饮食要清淡，但要保证足够营养，可选择符合肿瘤患者口味的高蛋白、低脂肪，并易吸收的食物食用。

146. 如何处理化疗后口腔黏膜炎和溃疡？

化疗后患者出现口腔黏膜炎和溃疡是化疗药物的不良反应，甲氨蝶呤等药物导致的此类不良反应最明显，当出现口腔黏膜炎和溃疡时应注意保持口腔卫生，做到饭后多漱口，勿留存食物残渣于口腔中；有些漱口液可帮助溃疡愈合，如用含有粒细胞—巨噬细胞集落刺激因子（一种升白细胞药物）的液体漱口，可以促进伤口愈合。另外，还可以局部外用麻醉药物止痛，帮助患者进食。

147. 化疗期间饮食有忌口吗？

化疗中应注意饮食问题，尤其是我们中国人，对此非常重视。但是现实中对这个问题的认识存在着许多误区。受传统的思维影响，人们有很多奇怪的认识，例如忌口的问题：治疗中不能吃无鳞鱼、不能吃蛋白质饮食、不能吃羊肉等；还有的患者认为应该大补，补品天天不离口。出现这些现象和我们的传统文化和思维方式有关。受食物影响的疾病其实并不多，如食用海产品对甲状腺功能亢进、食用过多的含淀粉或糖的食物对糖尿病、饮酒及海鲜等对痛风等疾病会出现影响。但是鱼、肉类食物对肿瘤并没有影响，一些不实的传言并没有证据支持。设想一个肿瘤患者本来身体就受到疾病的困扰，常出现营养不良，如果再不及时补充营养则一定会对患者的病情造成消极的影响。化疗期间患者常常有胃肠道反应，如恶心、呕吐、食欲不好等，这时饮食应清淡，且富于营养、富含纤维素，以帮助患者解决便秘问题。化疗过后休息阶段可以再适当地增加营养。有人认为应多吃补品，补品是什么？有些补品含有激素或其他物质，对患者不见得有益。只要患者有食欲，正常的饮食就是最好的补品，花同样的钱可以获得更佳的效果。

148. 化疗休息期间应该做什么？

化疗一个周期为21天，也就是3个星期化疗"一轮"，但是在此期间使用化疗药物的时间只有1周左右，而剩下的时间就是休息阶段，化疗后的不良反应，特别是被抑制的骨髓将在这段休息时间内得到恢复。在此休息期间首先就是要休息，生活要规律，饮食要富于营养，易于消化；另外就是要监测血象、血生化，要看一看白细胞、血小板是否减少至需要处理的水平，肝、肾功能是否在化疗后受到损害而需要进行必要的治疗。如果需要则要积极处理，争取按时开始下一个周期的治疗，如果不良反应处理不当，可能会使得化疗时间经常被推迟从而影响整体治疗效果。

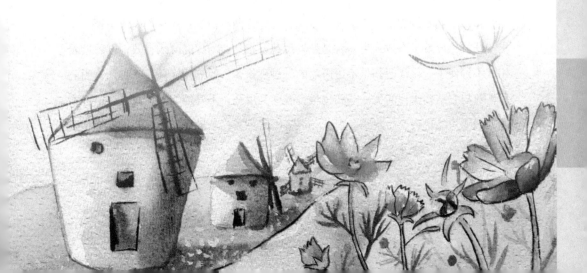

149. 放疗后间隔多长时间才可以化疗？

放疗后化疗的时机因人而异，一般情况较好的患者，在骨髓功能、肝肾功能允许情况下可尽快接受全身化疗。一般常规的推荐为放疗后的2~4周。患者是否可以耐受放疗需要视其身体状况、肿物生长的情况后确定。特别指出：肿物较大、侵犯大血管、侵犯重要脏器等情况实施放疗需谨慎。

150. 化疗多长时间可以看出疗效？

不同的肿瘤对化疗的敏感性不一样，有的肿瘤对化疗有效则会很快就看到疗效，如小细胞肺癌等，但就大多数肿瘤来讲要评估疗效需要在治疗2个周期后，过早评估疗效很可能会对治疗产生一些误判，因为还没有看见肿瘤大小出现明显变化，从而否定一个有效的治疗方案。但是也不能等得时间太长，如果无效就会耽误治疗。

151. 为什么化疗效果因人而异？

化疗的效果主要与肿瘤对药物的敏感性有关。有没有效果主要取决于肿瘤自身的生物学行为，这存在个体间的差异。比如同样是肺癌，小细胞肺癌化疗的效果很好，大多数患者化疗后肿瘤会明显缩小甚至消失。相比之下，非小细胞肺癌化疗的效果一般就不那么理想。即便同样是肺腺癌，用了同一种药，有的人特别有效，有的人却不起作用，这是由患者个体间的差异造成的。

152. 什么是化疗耐药？

化疗耐药是肿瘤治疗中的一个难题，可分为两种情况：一种是先天耐药，是指一开始化疗就没有效；另一种是继发耐药，指开始治疗的时候有效，以后接着用就不好使了。化疗耐药是不可避免的一种现象，一般需要换药。一种药物耐药后，对与它结构类似的另一些药物也会有交叉耐药，不好理解的是，与它结构不同的药物可能也会产生耐药。耐药和很多因素相关，基础研究发现一种在细胞膜上的糖蛋白可以使进入细胞的药物被排出细胞外。

153. 什么是分子靶向治疗?

所谓的分子靶向治疗是指药物进入体内会特异地选择分子水平上的某一位点相结合而产生治疗作用,使肿瘤细胞特异性死亡,而不会或很少波及正常组织。所以某些分子靶向治疗又被称为"生物导弹",其特点是高效、低毒,是一种理想的肿瘤治疗方法。与之相对的是化疗,化疗药物的靶向性不是很强,在对肿瘤杀伤过程中对正常组织也会造成较大伤害。

154. 靶向治疗药也是化疗药的一种吗?

靶向治疗本质上属于一种生物治疗,不属于化疗,两者之间存在本质的区别。传统意义的化疗药物主要指细胞毒药物,它们是一种具有杀伤性的化学物质,化疗药就像炸弹,不分敌我,对肿瘤和正常组织都有杀伤。除了对肿瘤细胞具有杀伤作用外,对于许多同样分裂旺盛的正常组织细胞也有毒性,只要是生长比较快的组织都会受到影响,因此毒性大,主要表现在胃肠道反应和血液毒性,针对白细胞、血小板、胃肠道黏膜、毛囊等,化疗药物往往会造成一些相关的副作用,例如白细胞减少、血小板减少、恶心、呕吐、脱发等。靶向治疗药物理论上就像导弹,有目标,且定位准确,只针对某个特定靶点,对正常组织作用很小,不会出现化疗相关的副作用,但需要先做必要的检测,看有没有相应的靶点。靶向治疗药物的毒性相对小,主要表现为皮肤毒性和腹泻,抗血管生成的靶向药物还会影响患者的血压等。选择化疗还是靶向治疗需要根据不同癌种、疾病的不同时期、检测靶点的不同以及患者的经济状况等因素综合考虑。

155. 临床上应用的分子靶向治疗药物有哪几类?

根据药物的作用靶点和性质,可将分子靶向治疗药物主要分为以下几类:

(1)小分子表皮生长因子受体(EGFR)酪氨酸激酶抑制剂,如吉非替尼、厄洛替尼、埃克替尼。

(2)抗表皮生长因子受体的单克隆抗体,如西妥昔单抗。

(3)抗原癌基因人类表皮生长因子受体2的单克隆抗体,如曲妥珠单抗。

(4)抗血管内皮生长因子受体(VEGFR)抑制剂,如索拉非尼、舒尼替尼、阿昔替尼、帕唑帕尼。抗血管内皮生长因子（VEGF）的抗体贝伐珠单抗。

（5）哺乳动物雷帕霉素靶蛋白激酶抑制剂，如依维莫司、替西罗莫司。

（6）抗CD20的单克隆抗体，如利妥昔单抗等。

156. 为什么靶向药物只能治疗一部分患者?

在小分子酪氨酸激酶抑制剂药物刚面世之际，凡是符合女性、不吸烟、腺癌这三个因素的非小细胞肺癌患者，使用吉非替尼或厄洛替尼这两种分子靶向药物，治疗有效率可达60%。最近几年，经过不断地研究证明，其实基因突变才是关键。如果检测出有EGFR突变服用这两种分子靶向药物，治疗有效率可达70%~80%。那么为什么20%~30%的肺癌患者明明查出有基因突变，却服药无效或者短时间后就失效? 这是因为疗效不仅与是否有基因突变相关，还与基因突变的量有密切关系。

对于没有突变的患者疗效有限，在这种情况下一定要根据病理、基本的身体状况以及以前的治疗情况综合考量，选择合理的治疗方案。要知道每个人的治疗都是不同的，只有根据自身情况选择的治疗方案才是最好的。

157. 靶向治疗如何与其他治疗手段配合?

早年研究发现，如果不知道患者EGFR基因突变状况，使用EGFR酪氨酸激酶抑制剂与化疗联合的疗效并没有超过单纯化疗，所以目前不主张这样使用。近年来发现，如果肿瘤有EGFR基因突变时，化疗与小分子EGFR酪氨酸酶抑制剂（如厄洛替尼）联合较单纯化疗要好，目前还在探讨如何联合更好；而单克隆抗体（贝伐珠单抗——抗肿瘤血管生成的抗体）需要与化疗联合，联合后疗效要优于单纯使用化疗，这种联合治疗的方式可以第一次使50%患者的生存时间超过1年。

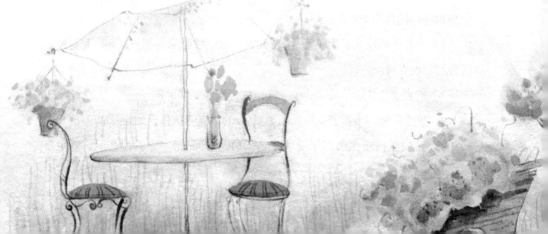

贝伐珠单抗容易产生如高血压、蛋白尿、出血等不良反应（鳞状细胞癌容易发生出血），所以该药与化疗联合方案应用于治疗除鳞状细胞癌的非小细胞肺癌患者。还有国产抗血管生成药物——重组人血管内皮抑制素（恩度），该药与化疗联合也可延长患者的生存时间。

158. 靶向治疗后疾病进展，如何再治疗？

多数药物用的时间长了，人体必然对它产生耐药。就像消炎药第一次用特别管用，用的次数多了，后面不管用一样。如果在使用靶向药物的过程中出现病变进展了，说明出现了耐药。如果是化疗联合抗血管生成药物后出现了疾病进展，一般要更换化疗方案，靶向药物不一定非换不可。如果是口服靶向药物后疾病进展可有以下几种情况：一种是病变进展很快，并出现较明显的临床症状，此时应换化疗；再有就是疾病曾经缓解很长时间，复查时发现缓慢进展，没有不适症状，这样的患者仍然可以继续口服靶向药物；还有就是口服靶向药物后出现单纯脑转移，或其他孤立病灶，这时可以继续口服靶向药物并联合进行局部治疗。

159. 什么是肿瘤免疫治疗？

人体对非自身物质的侵袭都有一定的免疫力，但不同的人免疫力有强有弱。肿瘤免疫治疗就是设法通过调动人体内各种积极防御因素，提高身体的免疫力，以尽可能消除手术或化疗后残余的肿瘤细胞，防止肿瘤的复发和转移的治疗方法。肿瘤的免疫治疗概括起来可分为特异性免疫治疗和非特异性免疫治疗两类。比如古巴肺癌疫苗便仅是针对晚期非小细胞肺癌患者化疗后肿瘤稳定时使用，属于肿瘤的特异性免疫治疗。免疫治疗是一种扶正措施，副作用少，容易受患者欢迎。但是免疫治疗只能作为肿瘤治疗的综合措施之一，必须同其他治疗方法(如手术、放疗和化疗)适当配合，才有可能发挥最大作用。

160. 应该如何看待古巴肺癌疫苗？

古巴肺癌疫苗是一种用于晚期肺癌治疗的新型疫苗，目前该疫苗仅在古巴和秘鲁开始应用于临床，我国尚在临床试验阶段，主要用于晚期非小细胞肺癌患者。据报道，该药物可延长患者中位生存期4~6个月，但是只有在患了肺癌以后才能使用。从数据来看，延长4~6个月的生存期对于患者来说是一个福音，但是并不算是一个理想的治疗结果。另外，该疫苗从使用方法及经济的角度来说，并非大部分患者所能承受。古巴肺癌疫苗与我们通常所说的"疫苗"概念还存在着一定的差距，可视为一种肿瘤治疗方法，其高昂的费用和普通的效果，尚未能广泛地运用于临床治疗。目前对于国内患者来说，与其舍近求远等待"良药"，不如从实际出发，通过合理有效的治疗方案控制肿瘤，延长生存时间。

（五）介入治疗

161. 什么是肿瘤的介入治疗？

介入治疗是在医学影像设备（血管造影机、X线透视机、CT、MRI、B超）的引导下，通过微小的切口或穿刺点将特制的导管、导丝等精密器械引入肿瘤部位，对肿瘤或相关疾病进行治疗的一门新兴学科。

162. 肿瘤的介入治疗有哪些方法？能达到什么目的？

介入治疗肿瘤，可以通过药物灌注、动脉栓塞、管腔狭窄的球囊扩张、安放滤器或支架、体液引流、能量消融等方法，以达到治疗肿瘤和缓解病痛的目的。

163. 需通过哪些途径完成肿瘤的介入治疗？

针对肿瘤的介入治疗，根据治疗途径分为经过血管介入治疗（如经动脉化疗栓塞）、经过皮肤穿刺介入治疗（如经皮穿刺消融术）和经过空腔脏器介入治疗（如消化道狭窄的球囊成形术和支架植入术）等。

164. 哪些肿瘤患者适合于经血管介入治疗？哪些患者不适于此疗法？

（1）适合于经血管介入治疗者

1）某些脏器患有血管瘤的患者。

2）肝、肺、肾等脏器原发恶性肿瘤或转移瘤的患者。

3）某些恶性肿瘤外科手术前需辅助治疗的患者。

4）由于肿瘤导致的出血或肿瘤手术后的脏器出血需要止血的患者等。

这些实体肿瘤患者通过行经血管介入治疗均能取得较理想的效果。

（2）不适于经血管介入治疗者：心、肝、肾功能严重衰竭的肿瘤患者，对碘过敏的肿瘤患者，体质衰弱不能耐受化疗毒副反应的肿瘤患者，难以纠正的凝血功能障碍的患者，不能平卧或躁动不安的患者，全身广泛受侵的恶性肿瘤患者和非实体肿瘤患者都不适于经血管介入治疗。

165. 什么是动脉栓塞术？什么是化疗栓塞术？

经导管将栓塞剂注入病变部位的血管内，引起动脉暂时性或永久性阻塞的手术被称为动脉栓塞术。

如果在注入栓塞剂同时加入化疗药物则被称为化疗栓塞术。

166. 非血管性介入治疗恶性肿瘤的方法有哪些？

除可经血管途径介入治疗肿瘤外，还可以通过以下非血管性途径介入治疗肿瘤：①经皮穿刺肿瘤内抗肿瘤药物直接注射；②经皮穿刺肿瘤内无水酒精注射；③经皮穿刺肿瘤内放射性核素注射；④经穿刺导针物理消融；⑤用于解除消化道狭窄的消化道支架植入术；⑥用于解除梗阻症状的经皮穿刺引流术和支架植入术。

167. 经血管介入治疗有哪些并发症？

尽管介入治疗属于微创治疗范畴，但在经血管介入治疗肿瘤过程中或治疗后仍可能发生造影剂注入血管外、血管内膜剥离、异位栓塞、血管破裂、动脉血管痉挛、穿刺部位血肿或皮下淤血、假性动脉瘤、动静脉瘘等并发症。

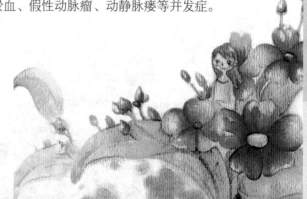

168. 什么是肿瘤栓塞后综合征?

肿瘤栓塞后综合征是指肿瘤栓塞后出现的恶心、呕吐、疼痛与发热。这是机体对栓塞后的反应,常在栓塞后12~96小时消失,通常不需要做特殊处理,症状重者通过对症治疗,如止吐、止痛、物理降温等治疗可缓解。

169. 经动脉栓塞手术后为什么会出现发热?

大多是由于化疗药或栓塞剂注入肿瘤组织使瘤组织坏死,机体吸收坏死组织所致。一般在术后1~3天内出现,体温通常在38℃左右,经过对症处理后在7~14天可消退。

170. 如何处理肿瘤经动脉栓塞术后的发热?

如果患者发热不明显或轻度发热通常不需要治疗。当体温超过38.5℃时,应嘱患者卧床休息,保持室内空气流通,并给予清淡、易消化的高热量、高蛋白、含丰富维生素的流食或半流质饮食。患者应多喝水,选择不同的物理降温法,如冰敷、温水或酒精擦浴,若无效则按医嘱使用解热镇痛药。患者高热时应保持口腔清洁,注意保暖,出汗后及时更换衣服,不要盖过厚的被子,以免影响机体散热。

171. 动脉栓塞治疗后患者为什么会出现疼痛?

动脉栓塞治疗后患者有时会出现疼痛,这是由于动脉栓塞或注入化疗药物后使肿瘤组织缺血、水肿、坏死,导致不同程度的手术后暂时性疼痛,这是介入治疗后的常见反应。疼痛轻者可通过放松心情及深呼吸来分散对疼痛的注意力而使疼痛缓解,采取舒适体位也可能会有所帮助。疼痛严重者,应与护士或医生联系,给予止痛药物治疗。

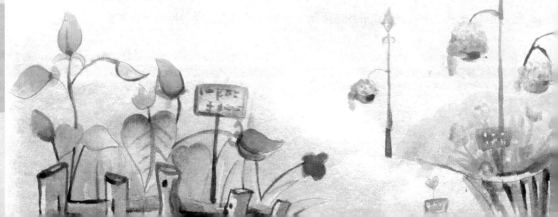

（六）放射性核素治疗

172. 晚期肿瘤骨转移发生率有多少？

恶性肿瘤患者到了晚期，会出现全身各部位的多发转移，其中骨骼是常见的转移部位。晚期癌症患者中40%~80%都会出现骨转移，骨转移患者有70%~80%伴有剧烈的骨痛，对于晚期肺癌患者骨转移比较常见。

173. 临床上常用什么放射性药物治疗骨转移？

放射性核素治疗骨转移所用的放射性药物目前在我国主要有两种，一种是长效的放射性治疗药物二氯化锶（$^{89}SrCl_2$），用于骨转移早期、骨髓储备能力正常的患者。一般一次注射二氯化锶4mCi，起效时间14~28天，治疗效果持续时间12~26周。骨痛复发的病例可以重复进行治疗，两次给药间隔时间一般是3个月，止痛率74%~91%。

另一种是短效的放射性治疗药物^{153}钐－乙二胺四甲撑磷酸（$^{153}Sm-$EDTMP），用于骨转移进展期、骨痛严重、骨髓储备不足的患者。一般一次注射^{153}钐－乙二胺四甲撑磷酸1mCi/kg，起效时间2~7天，治疗效果持续时间4~8周。骨痛复发的病例可以重复进行治疗，两次给药间隔时间一般是1个月，止痛率65%~92%。

174. 哪些肺癌患者适合放射性核素治疗？

一般用放射性药物治疗骨转移的患者需要符合下列要求：①临床、病理及各种影像诊断确诊的骨转移癌；②核素骨显像显示骨转移癌有放射性浓聚；③骨转移癌所致的骨疼痛经药物治疗、放疗、化疗无效者；④白细胞不低于3.0×10^9/L、血小板不低于90×10^9/L、血红蛋白不低于90g/L；⑤预计患者生存期>3个月。

175. 哪些患者不宜接受放射性核素治疗？

在下列情况下不考虑做骨核素治疗：①妊娠及哺乳期的妇女；②白细胞低于 $3.0 \times 10^9/L$；③血小板低于 $90 \times 10^9/L$；④严重的肝、肾功能不良；⑤骨显像显示病灶无放射性浓聚。

176. 放射性核素治疗骨转移有哪些常见的副作用？

放射性核素治疗骨转移最常见的副作用是骨髓抑制，表现为白细胞、血小板或血红蛋白降低。治疗后骨髓抑制发生率为20%~50%，但可以恢复，一般在12周内即可恢复到治疗前水平。

5%~10%的人出现反跳痛，即给予骨核素治疗后患者出现短暂的疼痛加重，一般发生在给药后5~10天，持续2~4天，对症止痛治疗能好转。

（七）中医治疗

177. 有抗癌中药吗？

中医治疗肿瘤的常用药物种类繁多，包括扶正固本、清热凉血、理气解郁、化痰散结、活血化瘀和以毒攻毒等。按照中医传统理论和中药学知识来分析，并没有所谓的专门"抗癌"中药。随着现代中药药理学研究不断深入，逐渐发现一些中药（或中药单体成分）对癌细胞有一定的杀伤和抑制作用，也就相应的出现了抗癌中药的说法。这类具有抗癌作用的药物，往往被多数人直观的理解为具有杀伤癌细胞的作用，甚至被拿来与化疗药物类比，这种观点并不准确。大家平时所说的抗癌中药，主要是狭义上的抗癌中药，专指以毒攻毒类药物。其实，具有抗癌作用的中药既包括以毒攻毒类药物，也包括扶正固本类药物和各种清热解毒、化痰散结、活血化瘀类药物，这些都属于广义上的抗癌中药。

178. 放、化疗中的肺癌患者能服中药吗？

多年来，大量的临床实践告诉我们，中医药与放、化疗之间不会发生冲突，中医治疗是肿瘤综合治疗方法之一，适用于肿瘤患者治疗的各阶段。

西医治疗方法是抗肿瘤治疗的主力军，放、化疗期间，其治疗本身具有较强的"杀伤力"，对正常组织也有相当的损害。此时中医药治疗处于辅助地位，侧重于为放、化疗"保驾护航"。通过益气扶正、填精养血、调理脾胃等治疗方法，改善或减轻患者乏力、失眠、恶心、呕吐、食欲减退、便秘、手足麻木、骨髓抑制等不良反应和症状，目的在于使患者的放、化疗得以顺利地进行。所以抗肿瘤不是放、化疗中患者中医治疗的主要方向，也不建议过多使用以毒攻毒的抗癌中药。

179. 常用的滋补食物有哪些？

食疗所用的食物以平性居多，温热性次之，寒凉性食物最少。常用的平性食物有赤小豆、黑豆、木耳、百合、莲子、菜花、土豆、鲤鱼、山药、桃、四季豆等；温热类食物有牛肉、羊肉、鸡肉、虾肉、蛇肉、黄豆、蚕豆、葱、姜、蒜、韭菜、香菜、胡椒、红糖、羊乳等；凉性食物有猪肉、鳖肉、鸭肉、鹅肉、菠菜、白菜、芹菜、竹笋、黄瓜、苦瓜、冬瓜、茄子、西瓜、梨、柿子、绿豆、蜂蜜、小米等。

药粥是食疗的重要方法之一，简便易行，效果显著，常选用粳米或糯米为原料，二者具有健脾益气、滋补后天的作用，常与山药、龙眼肉、大枣、莲子、薏米等可食用的中药同煮成粥，不仅增加补养脾胃的功效，而且能够增添药粥的色、形、味。气虚者，可以选用党参、黄芪、茯苓、薏米、大枣、莲子等药物；阴虚者，可以选择太子参、石斛、枸杞、百合、荸荠等药物；胃热者可以选用竹叶、生地、麦冬、白茅根等药物。

180. 冬虫夏草、海参等营养品对肿瘤患者有益吗？

冬虫夏草作为一种传统的名贵滋补中药材，既不是虫，也不是草，是麦角菌科真菌冬虫夏草寄生在蝙蝠蛾科昆虫幼虫上的子座及幼虫尸体的复合体。虫草体外提取物具有明确的抑制、杀伤肿瘤细胞的作用。中医认为冬虫夏草味甘性温，归肺、肾经，功能补虚损、益精气，又能平喘、止血、化痰。冬虫夏草药用价值很高，具有阴阳双补的特点，尤其擅长补益肺、肾两脏，药性较平和，除了感冒、有实热等情况外普通人群多数都可服用，时机以冬季最佳，全年均可服用。传统服用方法是煎煮内服，可以入丸、散，或研末食用，也可以泡酒、煲汤、煮粥服用。需要强调的是，无论哪种方法均应连渣服用，最大程度保证有效吸收。

海参是常用的食疗补品，主要作用是益精养血、补虚损，常常被当做术后、产后、久病等身体虚弱者的营养品使用，其营养价值较高，也具有一定的药用价值，肿瘤患者可以服用，但不建议大量、长期服用。肿瘤患者在正常饮食能够得到保证的情况下，间断服用海参即可。需要注意的是，急性肠炎、感冒、平时大便溏泻者不适宜食用海参，避免加重病情或使疾病迁延不愈。

181. 放、化疗后练习气功是否有益？

气功是具有广泛的群众基础的养生保健锻炼方法，也是传统中药学的重要组成部分。无论哪种功法都强调人们在练习时要充分放松身体和情绪，注重呼吸、意识的调整，与身体活动保持协调，以利于调节生理功能、减轻心理压力，这一点对肿瘤患者的康复治疗来说是有益的。但需要特别注意的是，应在各类气功中正确选择动作幅度较小、难度不大的功法，不要练习体力要求较高、动作复杂的，以免加重身体负担。

（八）止痛治疗

182. 如何向医生描述疼痛？

首先应该向医生准确描述疼痛的部位：哪里感到疼痛？哪里疼痛最明显？是否伴随其他部位的疼痛？疼痛部位是否游移不定？

其次要告诉医生疼痛发作的特点：是持续痛还是间歇痛？什么因素会使疼痛加剧或缓解？一天中什么时间感到最痛？间歇痛多长时间发作一次？

最后要向医生描述你感受的疼痛程度：是轻度、中度、重度还是严重痛？

特别要注意的是，对疼痛程度的判断应该是依据患者所表述的主观感觉，而不是医生认为"应该是怎样的程度"。所以患者正确向医生描述自己的疼痛可以帮助医生对患者进行有效地治疗。

183. 癌痛患者应该何时开始止痛治疗？

目前主张，癌症患者一旦出现疼痛就应及早开始止痛治疗，而不必忍受疼痛的折磨。疼痛会影响患者的生活质量，使患者无法正常睡眠、工作、娱乐等，部分患者还会出现抑郁、焦虑、消沉等心理障碍。早期的癌痛在疾病未恶化时，及时、按时用药比较容易控制，所需镇痛药强度和剂量也最低，还可避免因治疗不及时而最终发展成难治性疼痛。

184. 什么是非阿片类镇痛药？

非阿片类镇痛药是指止痛作用不是通过激动体内阿片受体而产生的镇痛药物。按作用机制主要分为以下两类：

（1）非甾体类抗炎镇痛药：具有解热镇痛，兼具消炎、抗风湿、抗血小板聚集作用的药物。主要用于治疗炎症、发热和疼痛，如吲哚美辛、对乙酰氨基酚、芬必得（布洛芬）、萘普生、奇诺力（舒林酸）、西乐葆等。

（2）非阿片类中枢性镇痛药：作用于中枢神经系统，影响痛觉传递而产生镇痛作用，如曲马多、氟吡汀。

185. 什么是阿片类镇痛药？

阿片类镇痛药为一类作用于中枢神经系统，激动或部分激动体内阿片受体，选择性减轻或缓解疼痛，对其他感觉无明显影响，并能保持清醒的一类止痛药物。镇痛作用强，还可消除因疼痛引起的情绪反应。阿片类镇痛药按药物来源可分为以下三类：

（1）天然的阿片生物碱，如吗啡、可待因。

（2）半合成的衍生物，如双氢可待因。

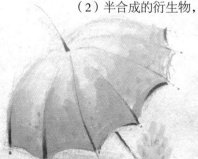

（3）合成的麻醉性镇痛药，哌替啶（杜冷丁）、芬太尼族、美沙酮等。

186. 口服阿片类镇痛药控释片控制疼痛趋于稳定，但有时会出现突发性疼痛怎么办？

突发性疼痛也叫暴发痛，是指在持续、恰当控制慢性疼痛已经相对稳定基础上突发的剧痛。突发性癌痛常常被患者报告为无规律性、散在发生、急性发作、持续时间短、瞬间疼痛加剧、强度为中度到重度，可以超出患者已控制的慢性癌痛水平。暴发痛可以是与原发性疼痛一致或者感觉完全不同的阵发性疼痛。暴发性癌痛可以由不同诱发因素而发作（与肿瘤相关、与治疗相关、伴随的其他疾病），病理生理机制也可能不同（伤害性疼痛、神经源性疼痛、复合性疼痛）。暴发痛可以干扰患者的情绪、日常生活（睡眠、社会活动、生活享受等），对疼痛的总体治疗产生负面影响。所以，及时治疗暴发性癌痛非常有必要。发生了暴发性疼痛的患者一定要告诉医生，而不要因为暴发痛的持续时间短而隐忍疼痛。目前，治疗暴发性癌痛的主要方法是：在医生的指导下使用合适补救剂量的即释或速释型阿片类药物，并根据暴发痛的原因合理应用辅助药物。

187. 阿片类镇痛药物的毒副反应有哪些？出现后要停药吗？

阿片类药物常见的毒副反应主要为便秘（发生率90%）和恶心、呕吐，其他包括眩晕、尿潴留、皮肤瘙痒、嗜睡及过度镇静、躯体和精神依赖、阿片过量和中毒、精神错乱及中枢神经毒副反应。除便秘以外，其他的毒副反应一般出现在用药初期，数日后患者都会逐渐耐受或自行消失。出现便秘者可采用对症治疗，不影响患者继续用药。在医生正确指导下用药，其他少见和罕见的毒副反应可减少或避免发生。所以患者不必担心阿片类药物会发生严重毒副反应而停药。

188. 什么是药物的耐药性？镇痛药也能产生耐药性吗？

耐药性又称抗药性，指微生物、寄生虫或肿瘤细胞与药物多次接触后，对药物的敏感性下降甚至消失，致使药物对耐药微生物、寄生虫或肿瘤细胞的疗效降低或无效。

镇痛药反复使用后也会产生耐药性，其结果导致镇痛作用下降，作用时间缩短，有些需要逐渐增加剂量才能维持其镇痛效果。

189. 什么是药物的依赖性？镇痛药会产生依赖性吗？

药物的依赖性俗称药瘾或瘾癖，它分为精神依赖和躯体依赖两种。

精神依赖又称心理依赖，也就是大家通常所说的成瘾性，是指患者对某种药物特别渴求，服用后在心理上有特殊的满足感。镇痛药物容易产生成瘾性，阿片类药物成瘾的特征是持续、不择手段地渴求使用阿片类药物，主动觅药，目的不是为了镇痛，而是为了达到"欣快感"，这种对药物的渴求行为会导致药物的滥用。对精神依赖的过于担心是导致医生和患者未合理使用阿片类药物的重要原因。大量国内、外临床实践表明，阿片类药物用于癌症患者镇痛而成瘾者极其罕见。

身体依赖是指重复多次地给予同一种药物，使患者中枢神经系统发生了某种生理或生化方面的变化，致使对某种药物成瘾，也就是说需要某种药物持续存在于体内，否则药瘾大发产生戒断症状。阿片类药物成瘾表现为：用药一段时间后突然停用，患者出现流涕、流泪、打哈欠、出汗、腹泻、失眠及焦虑、烦躁等一系列戒断症状。戒断症状很容易通过逐渐减少用药剂量来避免。

耐药性和躯体依赖性是阿片类药物的正常药理学现象，癌痛患者通常使用的是阿片类药物的控释或缓释剂型，极少发生精神(心理)依赖。癌痛患者如发生药物依赖性并不妨碍医生有效地使用此类药物。

190. 害怕增加阿片类镇痛药物剂量怎么办？

有些患者因害怕药物成瘾而不敢增加阿片类药物剂量，造成用药剂量不足，这样会导致镇痛不足，长期的疼痛刺激将使疼痛进一步加重，形成神经病理性疼痛等难治性疼痛，形成恶性循环。对于癌症患者，疼痛治疗的主要目的应该是根

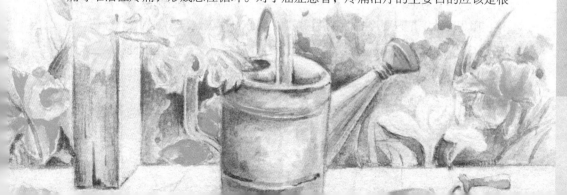

据患者具体情况，合理、有计划地综合应用有效镇痛治疗手段，最大限度缓解癌痛症状，持续、有效地消除或减轻疼痛，降低药物的毒副反应，最大限度地提高患者的生活质量。理想的镇痛治疗应该是使患者达到无痛休息和无痛活动，消除疼痛是患者的基本权利，所以每个癌痛患者都不应该忍受不必要的疼痛，要相信疼痛是可以控制的，要在医生的指导下最大限度地缓解自己的疼痛。

191. 长期服用阿片类镇痛药物的患者有最大剂量的限制吗？

阿片类药物是目前发现镇痛作用最强的药物，并且没有"天花板效应"，镇痛作用随剂量的增加而增强，因此，并不存在所谓最大或最佳剂量。对个体患者而言，最佳剂量是指达到最有效镇痛作用的同时毒副反应可以耐受的剂量。所以，只要止痛治疗需要，就可以使用最大耐受剂量的阿片类镇痛药，以达到理想缓解疼痛。

192. 长效阿片类镇痛药物能否联合使用？

首先要告诉患者联合使用长效阿片类药物是不规范用药，没有任何一个权威《癌痛诊治指南》推荐这样用药；其次，也没有必要这样做，在医生指导下可以通过增加单一阿片类药物的剂量来实现良好的镇痛效果。此外，还要告诉患者联合应用长效阿片类药物是有害的，两种长效类阿片药物作用机制相似，药理作用叠加，毒副反应发生的种类有可能会增加、概率会增大，用药剂量不容易掌控，容易过量。一旦过量，出现的毒副反应难以处理。

193. 一旦使用阿片类镇痛药就需要终身用药吗？

一些服用了阿片类镇痛药的癌痛患者在接受化疗、放疗、手术治疗或其他抗肿瘤治疗后，肿瘤得到了控制，疼痛明显减轻，这些患者想知道镇痛药是否可以停止服用。答案是只要疼痛得到满意控制，可以随时安全停用阿片类镇痛药。吗啡每天用药剂量在30~60mg（毫克）时，突然停药一般不会发生不良反应。长期大剂量用药者，突然停药可能出现戒断综合征。所以长期大剂量用药的患者应在医生指导下逐渐减量停药。

194. 长期用阿片类镇痛药会成瘾吗?

对阿片类药物成瘾的恐惧是影响患者治疗疼痛的主要障碍。世界卫生组织对癌痛患者应用镇痛药已经不再使用成瘾性这一术语,替代的术语是药物依赖性。镇痛药躯体依赖性不等于成瘾性,而精神依赖性才是人们常说的成瘾性。躯体依赖性常发生于癌痛治疗过程中,表现为长期用阿片类药物后对药物产生一定的躯体依赖性,突然中断用药会出现流涕、流泪、打哈欠、出汗、腹泻、失眠及焦虑、烦躁等戒断症状。癌痛患者因疼痛治疗的需要对阿片类药物产生耐受性(需要适时增加剂量才能达到原来的疗效)及躯体依赖性是正常的,并非意味已"成瘾",不影响患者继续安全使用阿片类镇痛药。在医生的指导下,采用阿片类药物控释、缓释制剂,口服或透皮给药,按时用药等规范化用药方法,可以保证理想的镇痛疗效。

195. 非阿片类镇痛药与阿片类镇痛药相比更安全吗?能多吃吗?

许多患者及家属认为,阿片类药物会成瘾,非阿片类药物比阿片类药物安全,可以多吃,其实这种想法和做法都不对。非阿片类镇痛药止痛效果并不与用量成正比,当达到一定剂量水平时,增加用药剂量并不能增加镇痛效果,而且药物的不良反应将明显增加,这就是通常所说的"天花板效应"。如果在医生指导下做到阿片类药物的正确用药和个体化用药,可防止药物的不良反应,那么,长期用药对肝及肾等重要器官无毒性作用。与之相比,非阿片类镇痛药长期用药或大剂量用药发生器官毒性反应的危险性明显高于阿片类镇痛药。非甾体类抗炎药是非阿片类药中的一种,在用药初期大多无明显不良反应,但长期用药,尤其是长期大剂量用药则可能出现消化道溃疡、血小板功能障碍及肾毒性等不良反应。大剂量对乙酰氨基酚可引起肝毒性。

总之,如果正确使用,一般阿片类镇痛药比非阿片类药更安全。

196. 癌痛患者在接受其他抗肿瘤治疗的同时可以使用镇痛药吗?

许多癌症患者在进行化疗、放疗、手术治疗或其他抗肿瘤治疗的过程中出现疼痛,这些患者通常会担心镇痛药会影响抗肿瘤治疗的效果而尽量忍受疼痛。目前的研究显示，镇痛药对其他抗肿瘤药没有不良影响，良好的镇痛可以有助于患者顺利完成其他抗肿瘤治疗。

197. 癌痛患者除口服镇痛药外，还有哪些治疗方法？

癌痛的原因多样，性质复杂，所以癌痛的综合治疗也显得很重要。目前，癌痛治疗中应用的方法很多，除口服镇痛药治疗外，还有放射治疗、化学治疗、放射性核素治疗、神经阻滞、脊髓刺激、射频消融、中医中药辅助治疗及心理治疗等方法。

（九）营养

198. 营养和食物是一回事吗？

营养是机体摄取、消化、吸收、代谢和利用食物或营养素以维持生命活动的整个过程。而食物是维持人体生命和机体活动的最基本物质条件之一。营养是过程，食物是物质。人通过摄入食物满足机体营养的需求，完成生命新陈代谢和运动。

199. 何谓膳食？

所谓膳食就指日常食用的饭菜。根据不同疾病的病理和生理需要，可以将各类食物改变烹调方法或改变食物质地而配制膳食，其营养素含量一般不变。医学上膳食的种类包括：常规膳食、特殊治疗膳食、诊断用的试验膳食和代谢膳食。

200. 何谓平衡膳食？

平衡膳食是维持人体健康的最基本物质条件之一。包括：①充足的热能；②足够的蛋白质；③适量的脂肪；④充足的无机盐、维生素；⑤适量的膳食纤维；

⑥充足的水分。

201. 人体最基本的营养物质有哪些？有何作用？

维持人体健康的最基本物质条件包括：充足的热能——用以维持正常的生理功能及活动；足够的蛋白质——用以维持生长发育、组织修补更新及维持正常的生理功能；适量的脂肪——以提供不饱和脂肪酸特别是必需脂肪酸，同时可促进脂溶性维生素吸收；充足的无机盐、维生素——以满足生长发育和调节生理功能的需要；适量的膳食纤维——以助于肠道蠕动和正常排泄，减少肠内有害物质的存留；充足的水分——以维持体内各种生理过程的正常进行。

202. 营养不良常见症状有哪些？如何解决？

营养不良最常见症状是厌食，还有味觉迟钝、口干、吞咽困难、腹胀、便秘、腹泻等。

厌食症状：可通过心理调整和改进食物加工方法来减轻。

味觉迟钝：可少量多餐，多食水果、蔬菜，增加食物色泽和香味。

吞咽困难：如症状不严重，可进软食，但不要进流食，以免造成食物吸入呼吸道。症状严重者，可采用管饲或肠外营养。

出现腹胀：可少食多餐，餐后多活动，避免吃产气食物。

便秘：是由于食入膳食纤维少、活动减少和使用麻醉药品有关。应多食纤维类水果、蔬菜。

腹泻：多因化疗、腹部放疗或肠道手术所致。应调整饮食，多吃富含纤维素的食物，少吃刺激性食物。

恶病质是肿瘤晚期表现，应改善患者营养方式，提高生命质量。

203. 如何配制软食？

软食质软、易嚼，比普食更易消化。每日供应3餐或5餐（3餐外加2餐点心）。主要适用于消化吸收能力稍弱的患者、低热患者、老年人及幼儿以及肛门、结直肠术后患者。能量供给每日在2200~2400kcal。食物中植物纤维和动物肌纤维须切碎煮烂。因食物中可能丧失维生素和矿物质，应额外补充菜汁、果汁等。

204. 如何配制半流质饮食？

半流质饮食是较稀软、呈半流质状态，易于嚼和消化的食物。介于软食和流质饮食之间。主要适用于发热患者、口腔、耳鼻咽喉和颈部手术后患者。全天能量供给为1500~1800kcal。应少食多餐，每餐间隔2~3小时，每天5~6餐。主食定量每日不超过300g。

205. 如何配制流质饮食？

流质饮食是极易消化、含渣很少、呈液体状态饮食，简称流食。所供给能量、蛋白质及其他营养素均较缺乏，不宜长期使用。流食又分为流质饮食、浓流质饮食、清流质饮食、冷流质饮食和不胀气流质饮食。流食适用于高热、病情危重、术后易进流食患者。流质饮食每日供给能量800kcal，只能短期（1~2天）使用，少量多餐（6~7餐），不含刺激食物及调味品。

206. 肠内营养和肠外营养有什么不同，哪种方法营养好？

肠内营养是采用经口、鼻饲等方式经过胃肠消化吸收获得人体需要的营养物质。肠外营养也称静脉营养，是指经静脉将营养素输入人体内。能输入人体内的营养素有葡萄糖、氨基酸、蛋白质水解物、矿物质、微量元素、维生素和脂类等。

只要患者能进食，应尽量采用肠内营养方式给予营养。肠内营养方法完全符合机体生理消化过程。肠外营养尽管补充了可以满足机体生理需求的营养，但长期使用肠外营养会造成肠屏障功能低下，导致感染等并发症发生。

207. 哪些补品有抗肿瘤作用？

肿瘤患者及家属都希望通过食用补品增加抗肿瘤作用，以下一些食品与抗肿瘤作用有关：

（1）冬虫夏草的主要成分是蛋白质，含有丰富的游离氨基酸、多糖、微量元素、维生素B$_{12}$、冬虫夏草素等。虫草具有良好的免疫调节功能，对骨髓造血功能及血小板的生成有促进作用，这对减轻放、化疗的毒副反应有好处。

（2）香菇中提取的香菇多糖可提高免疫功能，促进白细胞介素-2和肿瘤坏死因子的生成，提高体内超氧化物歧化酶活性，这些作用对保肝降脂、延缓衰老有益。香菇中含有一种"β-葡萄糖苷酶"，这种物质可促进机体的抗癌作用，因此有人把香菇说成防癌食品。

（3）灵芝中含有丰富的有机锗，对预防肿瘤有作用，也是良好的免疫增强剂。放、化疗的肿瘤患者服用灵芝，可以增强骨髓细胞蛋白质及核酸的合成，保护骨髓功能，减少化疗药物及射线对骨髓的损害，从而提高细胞免疫功能及外周血中白细胞的数量。

（4）人参中含有人参皂苷、人参多糖及多种氨基酸、多肽等，可明显提高细胞免疫功能，调节机体免疫失衡状态。肿瘤患者食用人参有三大益处：一是人参皂苷、人参多糖、人参烯醇类及人参挥发油具有抑瘤作用；二是人参三醇及人参二醇对X线照射引起的损伤及骨髓抑制有一定的缓解作用；三是人参对增强体质及中晚期肿瘤患者的扶正有支持作用，对维护和提高其生活质量有益。

（5）枸杞子提取物可促进细胞免疫功能，增强淋巴细胞增殖及肿瘤坏死因子的生成，对白细胞介素-2也有双向调节作用。

（6）银耳具有提高机体免疫功能的效果，肿瘤患者外周血T淋巴细胞减少，活性降低，多吃银耳会提高免疫细胞的功能。

（7）海参提取物刺参酸性黏多糖注射入小鼠腹腔，对小鼠接种的肉瘤、黑色素瘤、乳腺癌等瘤株有抑制作用。对放射性损伤的小鼠骨髓有保护作用，促进造血功能，表现为骨髓有核细胞增多，脾重量上升。

（8）鳖甲可以提高细胞免疫功能，抑制肿瘤。

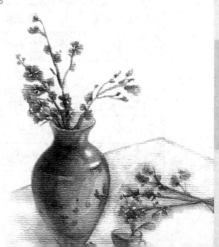

（9）大枣含有丰富的环磷酸腺苷。丰富维生素可促进造血，并可提高机体免疫力。

208. 如何选择富含维生素的食物？

对于癌症预防或保健，推荐多吃新鲜蔬菜和水果。蔬菜、水果中不但含有丰富的抗氧化剂，如类胡萝卜素、维生素C、维生素E等，还含有植物化学物质，包括萜类化合物、有机硫化合物、类黄酮、植物多糖等。这些植物化学物质具有抗氧化、调节免疫力、抑制肿瘤等作用。有充分证据表明蔬菜和水果能降低口腔、咽、食管、肺、胃、结直肠等癌症的发病风险。

常见维生素、微量元素、宏量元素含量丰富的食物表

维生素	食物来源
维生素 C	鲜枣、柑橘类、刺梨、木瓜、草莓、芒果、西兰花
维生素 A	动物肝、甘薯、胡萝卜、菠菜、芒果
维生素 B_1	猪里脊肉、绿茶、糙米、花斑豆、烤土豆
维生素 B_2	玉米、紫米、黑米、大麦、菠菜、鸡肉、鲑鱼
维生素 B_3	鸡肉、金枪鱼、牛肉、花生、
维生素 B_{12}	牡蛎、螃蟹、牛肉、鲑鱼、鸡
叶酸	菠菜、橘子、莴苣、生菜
维生素 D	蛋黄、动物肝、鱼类、强化牛乳
维生素 E	坚果类、植物油类、鹅蛋黄、木瓜
铁	猪肝、鸡肝、牡蛎、牛肉、什锦豆类
硒	坚果、猪肾、金枪鱼、牛肉、鳕鱼、
锌	牡蛎、小麦胚粉、山核桃
钙	酸奶、奶酪、牛奶、沙丁鱼、豆干、黑芝麻
钾	香蕉、黑加仑、龙眼、小麦胚粉、豆类、干银耳、紫菜

康复与预后篇

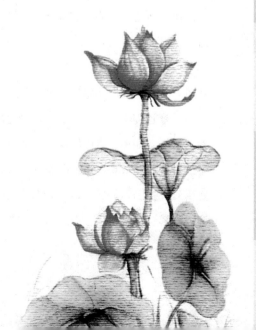

209. 肺癌患者治疗结束后多长时间复查？

肺癌患者治疗结束后应该间断复查，以便于在最早的时间内发现病情变化，对于早期患者通过复查及早发现复发或转移病灶，而对于晚期患者同样也能及早发现病变的进展，利于尽早治疗。多长时间复查一次为好呢？目前国内外还没有统一的认识，一般患者应几个月复查一次。对于较早期的患者，根据美国和中国的《临床治疗指南》推荐头两年每4~6个月进行一次体检+胸部增强CT检查，以后每年检查一次，劝告患者戒烟。如果身体不舒服可以随时进行检查。而对于晚期患者一般复查的较勤，每3个月要来复查一次，如果有特别不适应随时复查。

210. 复查时检测肿瘤标志物正常，是否还要进行影像学检查？

事实上，即使复查中发现肿瘤标志物正常，患者仍需遵医嘱做进一步检查，主要有以下两方面的理由：

（1）肿瘤标志物是恶性肿瘤发生过程中肿瘤细胞分泌或肿瘤细胞破坏而释放入血的抗原成分，当肿瘤较小或肿瘤细胞释放的抗原量较少时，释放入血的抗原成分非常有限，可能无法被现有的技术检测到，造成检测结果的假阴性。

（2）肿瘤细胞本身存在异质性，即使相同病理类型、相同临床分期的患者，其血清肿瘤标志物的浓度也存在很大差异。因此，并不是所有的肿瘤复发时均会伴有肿瘤标志物的升高。

综上所述，单靠肿瘤标志物的检验结果是无法判断病情的，患者需遵医嘱做进一步检查。

211. 复查发现肿瘤标志物增高，应该怎么办？

治疗过程中，医生往往会定期检测患者的血清肿瘤标志物，作为判断病情的参考依据。如果复查中发现肿瘤标志物较上次检测明显升高，首先要警惕肿瘤复发或进展，建议患者遵医嘱及时进行影像学等检查。此外，血清肿瘤标志物的测定受到许多因素的影响，不排除单次检测存在某些干扰因素导致假阳性的可能，应遵医嘱复查肿瘤标志物。

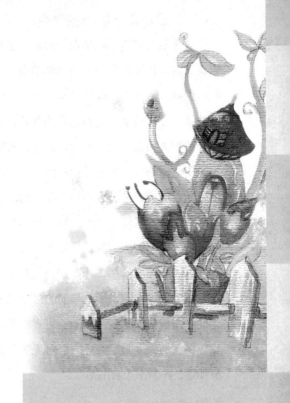

心理调节篇

212. 是否应该告诉患者病情?

大多数患者得知病情后一般都有情绪变化的过程。首先表现为震惊、麻木、否认,对危机表现为一定的情感距离,而不是深陷痛苦之中。数天之后才表现为明显的痛苦、焦虑、忧郁甚至愤怒。但随着时间的推移患者又会逐渐表现出对疾病的适应性,特别是随着治疗的开始,在其他人的帮助下很快会过渡到接受期,并与医护人员很好配合治疗,焦虑、抑郁程度明显减轻。不知道自己病情的患者在忍受疾病的打击和接受治疗感到痛苦时,如果得不到周围环境正确的引导和帮助,随着病情的进展会表现出明显的消极应对行为,焦虑、抑郁程度不断加重,对未来充满迷惑与绝望,甚至可能采取一些悲观绝望的应对方式。

所以,尽管患者知情后虽然会有一些负面心理活动,但在正确引导下会很快度过这段心理活动期,转而积极应对疾病。通过告诉患者癌症是可以治疗的,帮助其正确认识疾病,了解当前的医疗水平和发展趋势,积极开导患者,提供患者之间交流机会,这些都会消除患者的不确定感,从而促进适应性反应,可使其焦虑、抑郁的程度明显减轻。而对患者隐瞒病情的消极方式会使病情随着时间而逐渐加重,不利于患者的治疗。

213. 怎样正确面对患恶性肿瘤的事实?

肿瘤在我国患病率越来越高,逐渐已超越心脑血管疾病的发病率,所以,人人都可能得肿瘤,得了肿瘤并不奇怪。与此同时,随着科学技术的不断发展和人们对肿瘤知识的不断普及,肿瘤的控制率得到了很大的提高。虽然肿瘤对人的身体危害极大,但得了肿瘤只要及时进行科学合理的治疗,很多患者都可以达到长期生存或治愈肿瘤的目的。美国国家癌症研究所的统计显示,目前恶性肿瘤的总体5年控制率已达60%,尽管有些肿瘤的控制率仍很低,但相当多的肿瘤治疗效果都有了很大提高,这是医学发展对人类的巨大贡献。一旦确诊恶性肿瘤后,患者和家属一定要镇静,千万不要惊慌失措,全家人安静地坐下来商讨一下,共同寻找正确的解决方案。如选择就医的医院、家属如何协助、手头事情的安排、治疗时间的保障、治疗经费的筹措等。紧张、焦虑、绝望、胡思乱想、盲目乱投医只会耽误治疗时机,加重患者的病情。罹患恶性肿瘤后,应到正规的肿瘤专科医院或三级甲等综合医院的肿瘤专科接受治疗，以保证取得尽可能好的疗效。

214. 肿瘤治疗效果不理想怎么办？

目前认为肿瘤的治疗与慢性疾患的治疗相似，不会一次就能治好。肿瘤治疗有几种目的：一是通过综合治疗的方式使肿瘤完全消失，达到完全治愈的目的，这也是患者最期望达到的疗效；其次是患者长期带瘤生存，定期服用药物，或是进行一定的治疗，使肿瘤在一定时间内不发展，得到有效的控制；再次就是在肿瘤进展的时候，经过一定的治疗，缓解患者的症状，比如疼痛、呼吸困难等。这些都是治疗要达到的目标，与治疗感冒的彻底痊愈是不同的。

在选择治疗方案的时候，医生会对患者进行评价，如果患者综合情况较好，有可能完全消除肿瘤，这也是我们所说的肿瘤治疗想达到的第一个目标。但是，因为期望值高，一旦肿瘤复发或转移，患者通常会丧失信心、感到沮丧。其实肿瘤复发或转移并不意味着没有办法治疗，此时就设定第二个肿瘤治疗的目标，患者应该采取积极的态度，听取医生的建议，通过适当的治疗，使自己能够带瘤生存，保持相对正常的生活。如果治疗不理想，到达了晚期，也可以通过一定的姑息治疗，使患者在精神上、身体上尽量减少压力。就像有些慢性疾病（如糖尿病、脑血管疾病）一样，需要长期服用药物。因此，首先应该正确对待肿瘤的治疗，明白治疗的目的，和医生一起共同与疾病作斗争，达到一个良好的生活状态，和家人朋友一起幸福地生活。

215. 如何保持积极、乐观的心态？

即使内心很坚强的人，在面对突如其来的疾病都不可避免地会出现心理的波动，无论是在确诊疾病时的怀疑与恐惧，还是在治疗和康复中的困惑与无助，这些都是正常的心理过程。但不良情绪郁结不散，会严重影响身体的康复。因此，患者需要有意识的进行自我心理调节，来减轻内心的痛苦。如适当地进行自我宣泄，向家人、朋

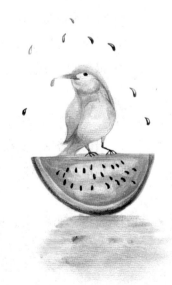

友、医护人员诉说，相信会获得大家的理解和帮助。而不应将不良情绪埋在心底，个人忍受。患者要坚定战胜疾病的信念，并且通过不断暗示自己与其他人一样，是个"健康人"的自我鼓励方式、通过深呼吸、冥想、听舒缓音乐等方式来放松心情，感受宁静与平和；在身体允许的情况下，选择并参与自己喜欢的文体、娱乐活动，如太极、瑜伽、跳舞、读书、旅游等。适度的锻炼也是缓解心情的好方法，往往会收到意想不到的效果。以"过好每一天"的态度来应对疾病，努力让自己活在现实中，既不后悔昨日，也不预测明天，坚强、愉悦的过好今天。积极、乐观、向上的心态，将是战胜病魔最有力的武器！肿瘤恶性程度很高的患者最后治愈的例子不计其数。

216. 患者如何能尽快回归家庭、回归社会?

在经过一段时间的治疗后，疾病或是治愈、或是进入一个稳定的状态，患者就会面临下一个问题，即如何将"患者"这个角色顺利转变回"爱人"、"父/母"、"子/女"、"同事"等角色。患者可能会闷在家里怕见人，也怕跟人聊与疾病相关的话题。这时如果别人太关心会觉得可怜，不关心又会认为冷漠。而这种固守自封的状态会让患者越发孤独，甚至还会增加恐惧感，这对康复极端不利。患者应该试着敞开心扉，首先从与伴侣、亲人、朋友倾谈开始，对亲朋好友说出心中的希望与恐惧，在沟通、交流和分享中获得理解与支持，回归到家庭温暖的氛围中；接下来，患者应该主动走进社会，可以参加一些团体活动，如病友俱乐部、兴趣爱好俱乐部、丰富的文体活动等，视抗癌明星为榜样，积极参与病友间的沟通与交流。通过上述活动可以减少孤独与恐惧感，再加上适时进行自我心理调节，就可以逐步回归到正常的生活中去，恢复积极向上、豁达乐观的生活态度。

217. 如何能以平常心面对复查?

有的患者每当要去医院复查前都会万分紧张与焦虑，害怕真的复发了，那种恐惧与不安萦绕心头、挥之不去，直至复查结果显示一切正常，在心理学上这种现象被称之为"达摩克利兹综合征"。那么如何克服紧张和焦虑的情绪呢？除了进行自我心理调节外，患者还可以尝试来放空自己，什么都不想，只是尽自己最大的努力做好当前的事，这样可以在复查前后获得一些内心的平静。如果这些方法都不能缓解患者的紧张、焦虑，甚至失眠等症状时，应当到正规的心理门诊就诊。

218. 肿瘤复发了怎么办？

恶性肿瘤是一种慢性疾病，复发的原因有很多，除了肿瘤本身的原因，还有患者自己的心态和情绪，而心态和情绪可以通过患者自身努力得以控制和调整。逃避、恐惧对疾病的好转没任何帮助，只能是暂时的。因肿瘤复发、转移产生的悲观、失望的负面的情绪，对疾病的预后十分不利。因为吃不好、睡不着，精神状态不佳，都会导致抵抗力下降，从而导致身体状况的恶性循环。复发、转移不等于死亡，采取积极的态度，把有限的精力集中在积极解决现有的问题上，持之以恒地与肿瘤作斗争，往往会得到意想想不到的效果。

219. 如何应对失眠？

针对不同失眠情况，应采取不同的措施。

（1）做好睡觉前的准备：睡觉前的准备应因人而异，对于疼痛的患者给予镇痛剂，恶心、呕吐患者给予止吐药，对睡前有特殊嗜好的，如喝牛奶、喝饮料应给予满足，有条件者可以做身体按摩。

（2）住院患者很常见的失眠情况是睡眠时间颠倒了，就是白天输液时睡觉，晚上睡不着，这种情况下首先要建立健康的睡眠习惯。

（3）一过性失眠（不是一贯失眠）的患者，一旦导致失眠的原因消除，症状即可缓减或消失，这种情况一般不需要用药物治疗；或者在医生的指导下服用小剂量快速排泄的安眠药一两天，可能就解决问题了。

（4）短期失眠的患者可通过心理治疗，解除紧张因素，提高适应能力。避免白天小睡，不饮用含咖啡因的饮料，睡前散步或饮用适量的温牛奶等帮助改善睡眠。也可以在医生的指导下短期服用安眠药物。

（5）慢性失眠的患者，应咨询专业的神经、精神科专家以及心理专家进行必要的评估、调整。

220. 患者如何克服对死亡的恐惧？

其实，癌症不过是一种慢性病，只是程度较重些罢了。带瘤生存数年、数十年的人不在少数，恢复痊愈的也有。治愈癌症，除了医生和药物外，更主要的是要靠自身的抵抗力、免疫力和自愈力。如果一听是癌症就焦虑、恐惧不已，反而会降低自身免疫力，甚至加重病情。如果放下包袱，坦然应对，保持精神生命和自然生命良性互动，病情反而会减轻，恢复和治愈的可能会更大。首先自己要有希望，才会真有希望。

退一万步说，人生自古谁无死？一位哲学家说得好：每个人都"不按自己的意愿而生，又违背自己的意愿而死"。生命有始有终，有出生就有死亡，生命的周期不可逾越，每个人都要走完自己的人生。生命的最后一程怎么走完，往往也是身不由己。不如顺其自然，从容面对。曾经有一位女患者在得知自己患了癌症之后，依旧活跃在大学的讲坛上，最后以一篇"变暗淡为辉煌"的留世之作向她的学生们告别。她战胜了自己，超越了生命，令人敬仰。还有一位患者，几次病危，几次住进重症监护室。朋友们干脆就在这个时候把挽联和悼词念给他听了。活着的时候看见自己的"盖棺定论"，也算是人生一件幸事，或是一种生命的智慧，达到了一种超越的境界。既然人人不可避免地走入生命的最后一程，为什么要恐惧呢？为什么不走得平和些？走得潇洒些？走得有尊严些？！

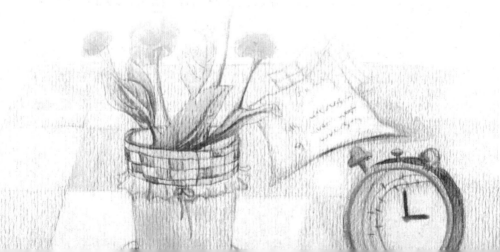

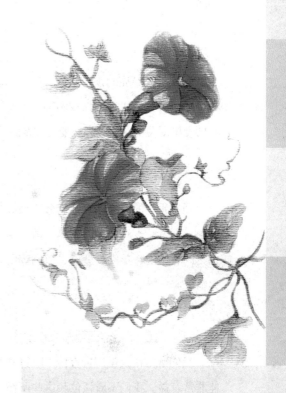

预防篇

221. 哪些生活方式有助于预防癌症呢？

癌症可以通过改变不良的生活方式进行有效预防，即俗话说的"管住嘴和迈开腿"，具体说来包括戒烟限酒、平衡膳食、适当锻炼、维持正常体重、预防感染、避免和减少职业危险暴露。保持健康的心态、健康的生活方式有助于癌症的预防。

222. 如何预防职业相关癌症？

职业相关癌症的预防措施包括：通过有效防护降低职业性致癌因素暴露水平和接触机会、替代某些强致癌物、实施医学监护和药物预防等。同时，常规体检有助于早期发现这些肿瘤病变，并及时治疗。

223. 如何通过控制饮食降低癌症发生风险？

通过平衡的健康饮食能有效降低癌症风险。平时应注意多摄入纤维、水果和蔬菜，同时减少红肉和肉制品、盐的摄入。红肉是指烹饪前呈现出红色的肉，包括猪肉、牛肉、羊肉、鹿肉、兔肉等所有哺乳动物的肉，肉制品包括腌制肉类、火腿等。

224. 是否应该相信某些宣传中所讲的抗肿瘤饮食？

我们常常在大量广告宣传中听过某些特殊食品或"抗肿瘤食品"对我们的身体非常有益。我们不应该依赖这些所谓"抗肿瘤食品"降低癌症发生风险，因为它们无法替代健康的平衡膳食在维持身体健康中发挥的作用。世界卫生组织建议每天至少应该摄入400克水果和蔬菜，预防癌症和其他慢性疾病。

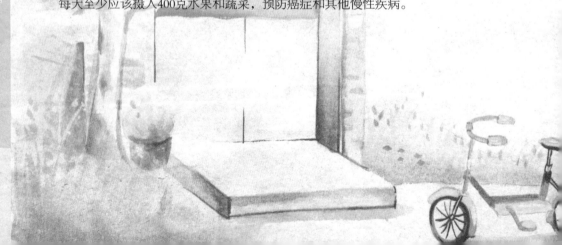

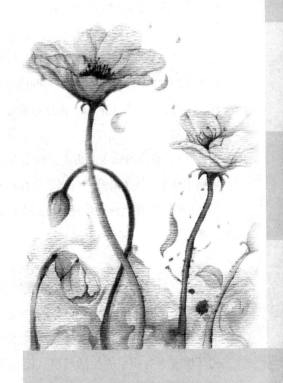

认识肺癌篇

225. 什么是肿瘤的高危人群?

一般来讲,肿瘤的高危人群可包括以下几组人群:

(1)老年人群:尽管肿瘤可能发生在任何年龄,但肿瘤发病高峰在50岁以后,肿瘤发病风险随年龄增加而增大,应视为肿瘤危险人群。定期体检可以早期发现肿瘤。

(2)接触致癌物质的人群:主要是职业肿瘤,如放射线工作者、铀矿及反应堆工作人员、石棉工人等。

(3)遗传因素造成的高危人群:肿瘤是个体遗传基因错乱与环境中致癌物质相互作用的结果。某些肿瘤有家族聚集性和遗传易感性,就是说有肿瘤家族史的人比一般人患肿瘤的机会要高。

(4)治疗后的肿瘤患者:如果没有得到根治,肿瘤还会复发或转移,肿瘤患者中相当一部分患有重复癌,而且肿瘤患者身上还可能存在许多癌前病变,不断恶变出现新的病灶。因此,对肿瘤患者必须予以根治,进行综合治疗,消灭亚临床病灶,制止复发转移。治疗后要定期复查随诊,以便早期发现新的病灶或另一种肿瘤。

(5)有癌前病变的患者:肿瘤发病之前可能发生某种良性疾病,最终在致癌因素作用下变为肿瘤。应当了解和防治这些癌前病变,制止癌前病变的进展。预防肿瘤在临床上应当重视这一组人群,因为他们之中有一部分可能会成为肿瘤患者。

226. 为什么常出现家庭多名成员患上癌症?

多个家庭成员出现癌症可能有几方面的原因:可能仅仅是一个巧合;可能是因为家庭成员生活在相似的环境或者有相似的生活习惯,比如均喜欢抽烟和酗酒;可能家庭成员遗传因素所致。需要注意的是,仅有5%以下的癌症患者因父方或母方缺陷基因遗传所致,而绝大多数癌症患者与遗传因素无关。缺陷基因仅会增加癌症的风险,其存在并不意味着一定会出现癌症。

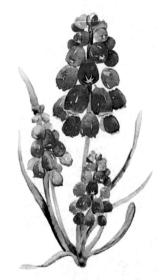

227. 如果多名家庭成员出现癌症，应该需要注意什么？

当多名家庭成员出现癌症时，应注意他们发现癌症的年龄以及癌症类型。当自己出现疾病症状和不适到医院就诊时，应告知医生这些信息，这有助于医生判断是否需要进行特殊检查以确定自己是否存在癌症。同时，应该定期进行体检，确定身体是否存在异常。

228. 肺脏的形态及功能

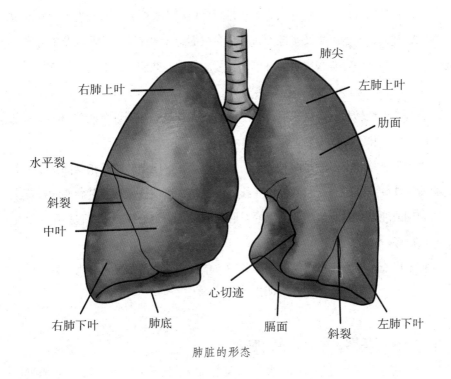

肺脏的形态

人的胸部内是一个空腔，即胸腔。胸腔内有各种"设备"，分管不同的功能。胸腔中间有一堵空心墙，我们称之为纵隔（墙里面有心脏、大血管、食管、气管、淋巴结等，类似于楼房的设备层，各种设备、管道在其中穿行），在胸腔内纵隔的两侧各有一个胸腔，内部分别陈列着左、右肺脏。左侧肺分出两个肺叶，右侧有三个肺叶。气管分别向左右分叉深入到两侧肺内，再分成更细的分支进入到各个肺叶内，宛如一棵大树的树枝，一级一级分支，逐渐分散在树冠的末端一样。终极解剖结构是肺泡，用来换气，有人计算过这些肺泡的表面积如果摊开加起来很大，居然达几十平方米。肺的主要功能是进行呼吸，吸进氧气，再将代谢的废气呼出。患有某些疾病就可以使肺泡总的换气面积减小，这时人会感到憋气、呼吸困难，这是肺部疾病最常见症状之一，手术切除部分肺叶后也会出现类似症状。除气体交换外，肺还有其他一些功能，如免疫及内分泌的功能。

229. 出现淋巴结转移就是得了淋巴瘤吗？

一些治疗前或治疗后的肿瘤患者在进行体检或影像学检查时会发现某些部位的淋巴结肿大，主管医生及影像诊断医生会根据患者的症状、体征以及影像学的检查结果，综合判定有些患者为淋巴结转移。其中一些患者经淋巴结穿刺活检或淋巴结切除病理检查确诊为淋巴结转移。

看到淋巴结转移这个结果后，一些患者，尤其是一些得过恶性肿瘤的患者以为自己又患了淋巴瘤。其实，这是一种误解。

淋巴结转移和淋巴瘤是两种完全不同的概念，淋巴结转移是指某部位或脏器的原发恶性肿瘤细胞离开原发部位转移到淋巴结，这往往意味着肿瘤疾病程度进入了中期或晚期。对此治疗要依据原发肿瘤的特点决定治疗方案，包括手术、化疗和放疗等。

而淋巴瘤是原发于淋巴结的恶性肿瘤，依据病变的范围又可分为早期、中期和晚期，治疗上依据淋巴瘤的分型决定治疗方案。

230. 什么是早期、中期、晚期肺癌？

肺癌的分期通常是综合肺部肿块的大小和侵及状况（T分期）、是否有淋巴结转移和淋巴结转移的区域（N分期）和是否有其他脏器的转移（M分期）将肺癌分为Ⅰ~Ⅳ期。不同的T、N、M的组合代表着不同的临床情况，将患者分成不同的期别，这些不同组别患者的生存时间不同，一般来讲分期越早生存时间越长，越晚则生存时间越不乐观。临床中将Ⅰ期肺癌称为早期，Ⅱ期肺癌称为中早期，Ⅲ期肺癌称为中期偏晚或局部晚期，Ⅳ期肺癌称为晚期肺癌。

231. 为什么出现转移就不能做手术？

因为出现其他部位内脏器官的转移就意味着肺癌已经是晚期，也就是说病情已经超过局部，超出了可手术的范围，再试图做切除手术，患者白白承担了手术创伤和风险，却得不到好处。因为只进行局部手术而忽略其他远处部位病变的发展，结果是不会使患者在生存上获得延长，所以原则上不能手术。

232. 为什么大多数小细胞肺癌不做手术？

肺癌分为小细胞肺癌和非小细胞肺癌，因为这两大类肺癌临床表现有很大差异。小细胞肺癌临床发展非常快，而非小细胞肺癌发展相对要慢一些。早年小细胞肺癌也做手术，但是发现单纯手术后患者生存期都很短，很快就会复发、转移。后来发现化疗、放疗对这一类型的肺癌疗效较好，较单纯手术活得要长，于是小细胞肺癌逐渐以接受化疗和放疗为主。但是，这不是绝对的，对于部分早期的患者（Ⅰ期）仍然可以采用手术，术后再接受化疗或联合放疗，这样做可以让患者获得较理想的治疗结果。但临床诊断为Ⅰ期的小细胞肺癌患者比例不高，所以大多数患者不做手术，而采用化疗或联合放疗。

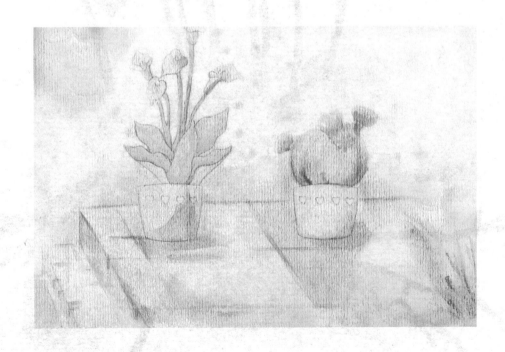

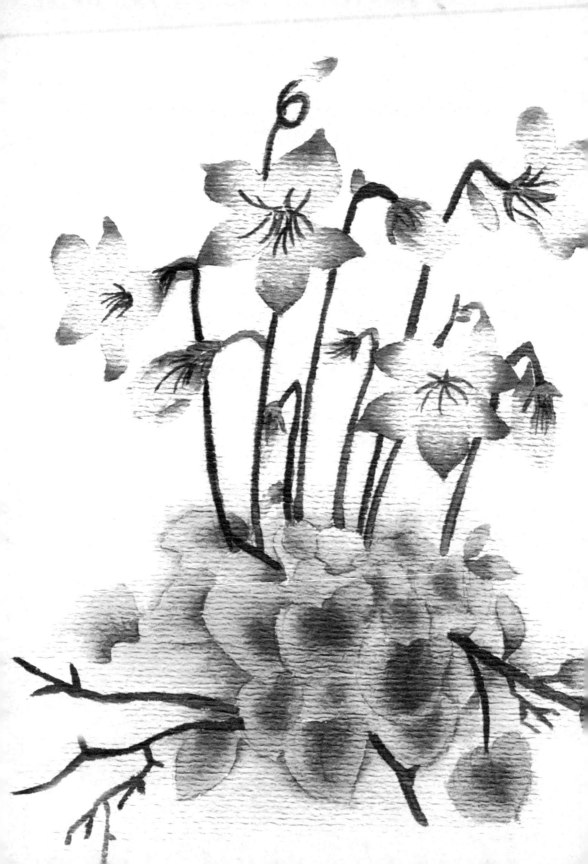

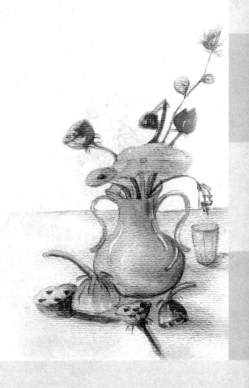

病因探究篇

233. 为什么多数癌症容易在老年人中发生？

约60%癌症会在65岁以后出现，约有70%的癌症患者死亡会发生在老年人群。目前认为存在以下几方面的原因导致癌症容易在老年人中发生：在机体内癌变过程需要若干年才能完成；部分细胞、组织在老化时才会对部分致癌物质更加敏感；机体免疫系统清除恶化细胞组织的能力随着年龄的增加而减弱；癌症的发生总伴随着DNA遗传物质的出错，老化细胞修复出错DNA遗传物质的能力随着年龄的增加而减弱。

234. 吸烟与癌症有什么关系呢？

吸烟和癌症的关系非常明确。吸烟能增加肺癌、肝癌、口腔癌、胃癌、鼻咽癌、膀胱癌、宫颈癌、乳腺癌、肾癌等多种癌症的发病风险，其中80%的肺癌由吸烟所致。我国男性吸烟率估计达64%，女性吸烟率达6%，而女性被动吸烟率高达48%。32.7%的男性癌症患者死亡是由吸烟所致，而5%的女性癌症患者死亡是由吸烟所致。因此，戒烟有助于降低自己和身边亲人发生癌症的风险。

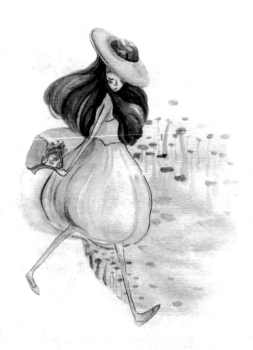

235. 吸烟为什么会导致癌症呢？

烟草中含有70多种不同致癌物质，这些物质会在吸烟时经过气管进入肺，并扩散到全身。这些物质会损伤DNA遗传物质，导致细胞、组织增长失去控制，最终出现癌症。

236. 为什么有些人吸烟却并没有得癌症？

我们身边可能不难发现某些人一生吸烟却没有出现癌症，同时某些从未吸烟的人却患上了肿瘤。虽然研究已经确认吸烟会导致癌症，但这并不表明所有吸烟的人一定会患癌症，或者说所有不吸烟的人一定不会患癌症。吸烟只是会增加患癌症的风险。吸烟的人与不吸烟的人相比其出现癌症的可能性更高。这就像马路上超速行驶容易出现交通事故一样，并非超速行驶就必然会出现交通事故，也并非低速行驶就一定不出现交通事故，这还取决于其他因素的作用。事实上近一半的吸烟者最终会死于癌症或其他与吸烟相关的疾病。约有1/4的吸烟者会在35~69岁之间死亡。

237. 哪些食物可能含有致癌因素？

大约有50%癌症患者的患病与饮食和营养因素有关，这些因素包括食品本身成分、污染物、添加剂以及食品烹饪加工不当所产生的致癌因素。

（1）腌制的食品：比如腌肉、咸鱼、咸菜等，这些食物中含有较多的二甲基亚硝酸盐，在人体内可以转化为二甲基硝酸铵，这是一种致癌物质，可以引起食管癌、大肠癌等多种恶性肿瘤。

（2）烧烤食品：比如人们很喜欢的烤羊肉串、烤牛排等。这些食物中由于被烧烤时沾染了大量的碳燃烧物，而且这些食物中很多烧焦的成分都含有较多的致癌物质。

（3）熏制食物：比如熏肉、熏鱼等，这些食物的制作过程类似烧烤过程，熏制使用的烟雾会将大量致癌物质附着于食物上。

（4）油炸食品：油炸食物时可产生致癌物；油炸食物时使用的油，如果多次高温使用也会产生致癌物质。

（5）霉变的食物：因为这些食物中含有一种叫做黄曲霉菌的毒素，这些黄曲霉毒素也是较强的致癌物质。

（6）反复烧开的水：有些家庭把做馒头的蒸锅水又拿来煮粥，还有些家庭把头天没有喝完的暖水瓶的水再次加热用来饮用。这些做法都不科学，因为反复烧开的水也会产生致癌物质。

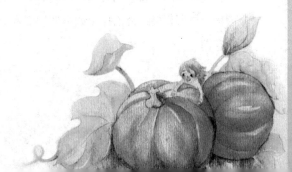

238. 感染会导致癌症吗?

研究证实大约1/5的癌症是由感染引起。目前确定与癌症相关的感染因素包括人乳头瘤病毒、乙肝病毒、丙肝病毒、幽门螺杆菌、EB病毒。其中人乳头瘤病毒与宫颈癌、口腔癌以及肛门生殖道癌之间、乙肝病毒和丙肝病毒与肝癌之间、幽门螺杆菌与胃癌之间、EB病毒与鼻咽癌之间存在关联的关系。31.7%死于癌症的男性患者与感染因素有关,25.3%死于癌症的女性患者与感染因素有关。

239. 饮食与癌症的发生有关系吗?

饮食会影响大肠癌、胃癌、口腔癌、肾癌、食管癌和乳腺癌发生的风险。我国研究发现13%死于癌症的患者水果摄入不足,还有3.6%蔬菜摄入不足。高摄入动物脂肪、动物蛋白和低纤维饮食是患大肠癌的危险因素。烟熏盐渍品、长期食用高温、辛辣食物是患胃癌的危险因素。嚼槟榔、饮酒是患口腔癌的危险因素。高摄入乳制品、动物蛋白、脂肪是患肾癌的危险因素。食物的过热、偏硬、制作粗糙、吃饭过快、辛辣刺激是患食管癌危险因素。高热量、高脂肪饮食是患乳腺癌的危险因素。因此,饮食习惯与癌症发生密切相关。

240. 肺癌与遗传有关吗?

肺癌是一种常见的恶性肿瘤,与患者的生活环境、饮食习惯等息息相关。研究发现,肺癌与遗传也有一定关系。目前认为,这可能是由染色体畸变造成的。正常人体每个细胞有46条染色体,各种致癌因子可以引起染色体畸变,使得染色体在数目和形态上均与正常细胞不同,这种染色体的畸变有时会遗传给后代,使其下一代具有患肺癌的可能性。具有肺癌可能性的人并不一定患肺癌,只是患肺癌的机会比普通人大些而已。

虽然肺癌与遗传有一定的关系,但是并不是有肺癌家族史的人一定患肺癌。平时做好保健,也可以有效地预防肺癌的发生。即使是已经患上肺癌也不要过分消极,早期积极配合治疗(如早期的手术治疗、放化疗等)可以有效地延长患者生存期。

　　有肺癌家族史的人一方面要认识到自己虽然可能因遗传而有癌症素质，但也并非一定患肺癌，应避免不必要的恐惧心理；另一方面更要加强防癌意识，争取做到早期发现、早期诊断和早期治疗。

241. 肺癌是否有传染性？

　　肺癌不是传染病，没有传染性。跟肺癌患者说话，一起吃饭，握手，在游泳池里游泳都不会有问题。但如果肺癌患者同时有发烧，需要注意可能有肺炎，这时候呼吸道感染是有可能传染的。

242. 家里亲属患癌，其他人会得癌吗？

　　患者家属在照顾患者的同时，往往也会想自己是否也会得癌呢？通过亲属的患病，常常提醒了家属和亲朋好友对健康和患癌风险的关注。

　　从时间上讲，癌症的发生是一个长期的过程；从原因上讲，癌症的发生是遗传因素与环境因素长期相互作用的结果，也就是先天因素和后天因素共同作用的结果。对于一般常见的癌症，如果直系亲属患癌，其后辈因为与患者有一定的共同的遗传背景，患癌的概率略有增加。但在癌症发病的过程中，后天因素起着更大的作用。因此，在亲属患癌后，家属一方面应该进行全面的防癌体检，另一方面要多些了解癌症预防的知识。

　　癌症预防通用的原则有戒烟限酒、均衡饮食、保持合适的体重、心情愉快。

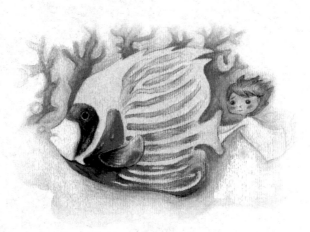

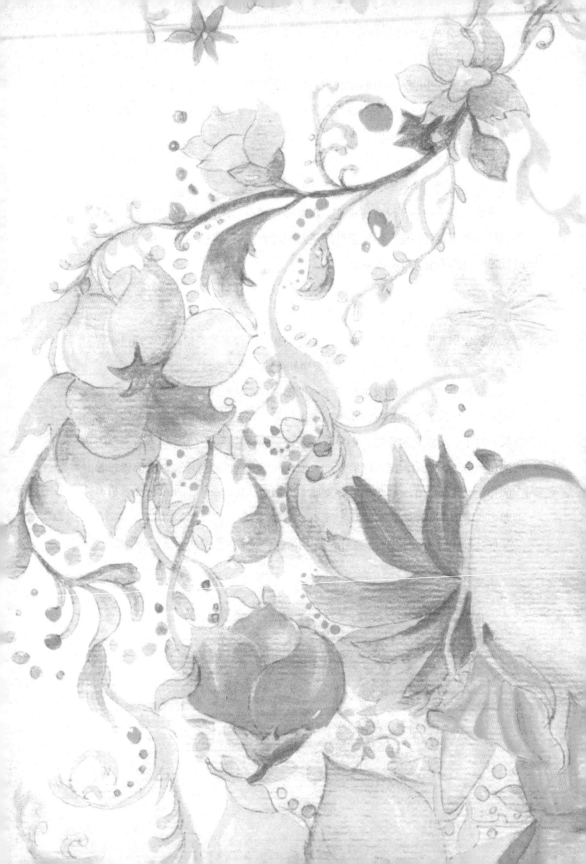